关爱女性妇科肿瘤那些事

强 娟 杨依楠 主编

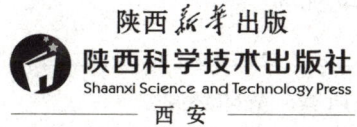

图书在版编目（CIP）数据

关爱女性妇科肿瘤那些事 / 强娟，杨依楠主编．
西安：陕西科学技术出版社，2025.6. --ISBN 978-7
-5369-9280-1

Ⅰ．R737.3-49

中国国家版本馆 CIP 数据核字第 2025KY1465 号

Guan'ai Nüxing Fuke Zhongliu Naxie Shi
关爱女性妇科肿瘤那些事
强　娟　杨依楠　主编

责任编辑	高　曼
封面设计	卫晨亮
出 版 者	陕西科学技术出版社 西安市曲江新区登高路 1388 号陕西新华出版传媒产业大厦 B 座 电话（029）81205187　传真（029）81205155　邮编 710061 http://www.snstp.com
发 行 者	陕西科学技术出版社 电话（029）81205180　81205178
印　　刷	天津鸿彬印刷有限公司
规　　格	787mm×1092mm　16 开本
印　　张	8.5
字　　数	140 千字
版　　次	2025 年 6 月第 1 版 2025 年 6 月第 1 次印刷
书　　号	ISBN 978-7-5369-9280-1
定　　价	58.00 元

版权所有　翻印必究

《关爱女性妇科肿瘤那些事》
编委会

主　编

强　娟　杨依楠

编　委

尤　鑫　李　英　刘春正　赵林琪

前　言

　　本书主要针对常见妇科肿瘤的流行病学、病因、诊断、治疗、预后、随访及日常调养和康复等进行介绍，从实用的角度出发，为患者及其家属答疑解惑，帮助她们正确认识妇科肿瘤，了解其相应的治疗方案，同时体现妇科肿瘤诊治领域的最新理念和最新进展，是一本权威、浅显易懂的便携式抗癌手册。本书在通俗中体现权威，在普及中凸显专业，可满足患者及其家属对妇科肿瘤诊治知识的需求，也可作为其他专业医务人员了解妇科肿瘤相关知识的速查手册。

　　在编写过程中，作者投入了大量的时间和精力，精心规划、认真编写，力求内容科学、准确。但由于时间所限，书中难免有不尽完善之处，敬请广大读者提出宝贵意见。

编　者
2025 年 3 月

CONTENTS 目 录

第一章 妇科肿瘤基本常识

第一节 妇科肿瘤知多少 / 2

第二节 威胁女性的"第一杀手"——宫颈癌 / 12

第三节 "大姨妈"卷土重来——可能是子宫内膜癌 / 20

第四节 "沉默的杀手"——卵巢癌 / 22

第二章 妇科肿瘤诊断

第一节 常见症状 / 28

第二节 检验学依据 / 31

第三节 病理学诊断 / 33

第四节 影像学检查 / 40

第五节 诊断性手术 / 42

第六节 诊断标准与分期 / 44

第三章　妇科肿瘤治疗

第一节　诊疗原则与治疗方式 / 52

第二节　手术治疗 / 59

第三节　放射治疗 / 64

第四节　化学治疗 / 71

第五节　靶向治疗 / 93

第六节　免疫治疗 / 97

第七节　并发症的处理 / 101

第八节　复发的处理 / 110

第四章　随访和生活指南

第一节　随访与复查 / 114

第二节　生活指南 / 116

参考文献 / 127

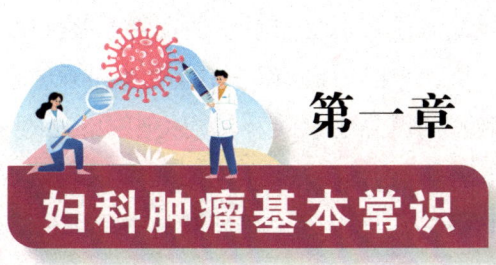

第一章
妇科肿瘤基本常识

第一节　妇科肿瘤知多少

第二节　威胁女性的"第一杀手"——宫颈癌

第三节　"大姨妈"卷土重来——可能是子宫内膜癌

第四节　"沉默的杀手"——卵巢癌

第一节 妇科肿瘤知多少

一、常见的妇科恶性肿瘤有哪些？

妇科肿瘤，是指起源于女性生殖系统的良性或恶性肿瘤。为了让大家更好地了解妇科恶性肿瘤，先来全面认识一下女性生殖系统。

女性生殖系统包括内、外生殖器及其相关组织。外生殖器又称外阴，包括阴阜、大阴唇、小阴唇、阴蒂和阴道前庭；内生殖器包括阴道、子宫、输卵管及卵巢，后二者合称为子宫附件。输卵管是一对细长而弯曲的肌性管道，内侧与子宫角相连通；外端游离，呈伞状开口于腹腔，与卵巢相近，有"拾卵"的作用。输卵管是受精及受精卵前期发育的场所。子宫是胚胎发育的场所，外形略呈倒梨形，分为子宫体和子宫颈两大部分，其中的子宫体顶部称为子宫底，宫底两侧称为子宫角，子宫体与子宫颈之间最狭窄的部分称为子宫峡部，子宫颈内腔呈梭形的部分称为子宫颈管。阴道是一个上宽下窄的肌性管道，伸展性大，是性交器官，也是月经排出和胎儿娩出的通路。

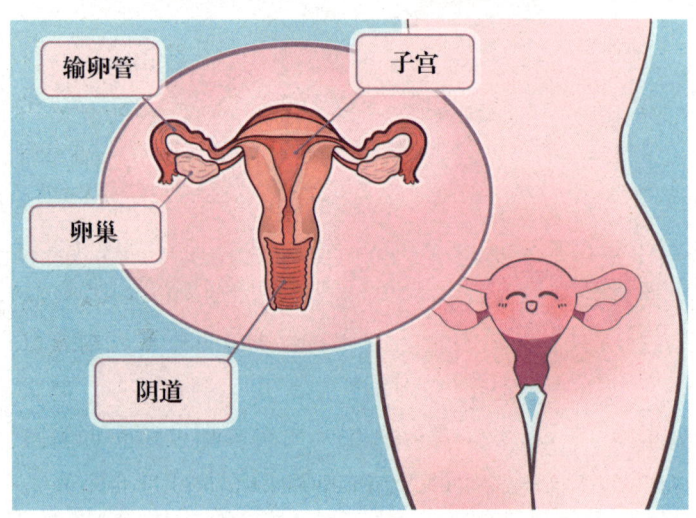

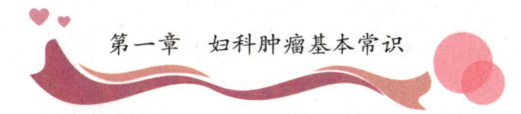

妇科恶性肿瘤可以发生在女性生殖系统的任何部位。正常情况下，女性生殖系统完成激素分泌、排卵、受精、妊娠等生理功能，然而在内在和外在致癌因素的共同作用下，生殖系统的细胞或组织可能会发生癌变。这些曾经正常的细胞或组织一旦发生癌变，便会失去机体对其生长的正常调控，它们不同于正常细胞的新陈代谢，会出现不可控的无限增生。这些细胞或组织的恶性增生，不断地消耗原本正常机体运作所需的大量营养和能量，并表现出迁移、侵袭的特性，分泌异常的损伤性物质，导致生殖器官及其他器官受侵、结构改变，最终出现严重的功能受损。

通常，根据发生恶性病变也就是癌变的部位，为该部位的恶性肿瘤命名。常见的妇科恶性肿瘤包括宫颈癌、子宫内膜癌、卵巢癌（主要指的是卵巢上皮癌）、阴道癌、外阴癌、输卵管癌等，本书介绍的是发病率和病死率居于前三的妇科恶性肿瘤：宫颈癌、子宫内膜癌及卵巢癌。

妇科恶性肿瘤是我国常见的恶性肿瘤之一，严重威胁广大女性的生命健康。本书将从认识女性生殖系统的结构和功能开始，重点介绍三大妇科恶性肿瘤发病、诊断、治疗和康复等方面的知识。

二、妇科肿瘤的发病情况如何？

宫颈癌是全球范围内最常见的妇科肿瘤，在我国的发病率居女性生殖系统恶性肿瘤的首位，近年来还有年轻化趋势。宫颈癌每年全球新发病例约50万例，占所有癌症新发病例的5%，其中80%以上在发展中国家。每年超过26万例的妇女死于宫颈癌，主要为中低收入国家的妇女。根据国家癌症中心发布的数据，2022年我国新发宫颈癌病例15.1万，发病率为13.8/10万，居女性癌症发病率第五位。我国患宫颈癌的女性主要集中在中西部地区，农村女性高于城市女性。

妇科肿瘤位居女性恶性肿瘤发病的前十位，严重威胁女性健康，了解我国妇科肿瘤的流行特点，做好妇科肿瘤的三级预防，早筛查、早诊断、早治疗十分重要。

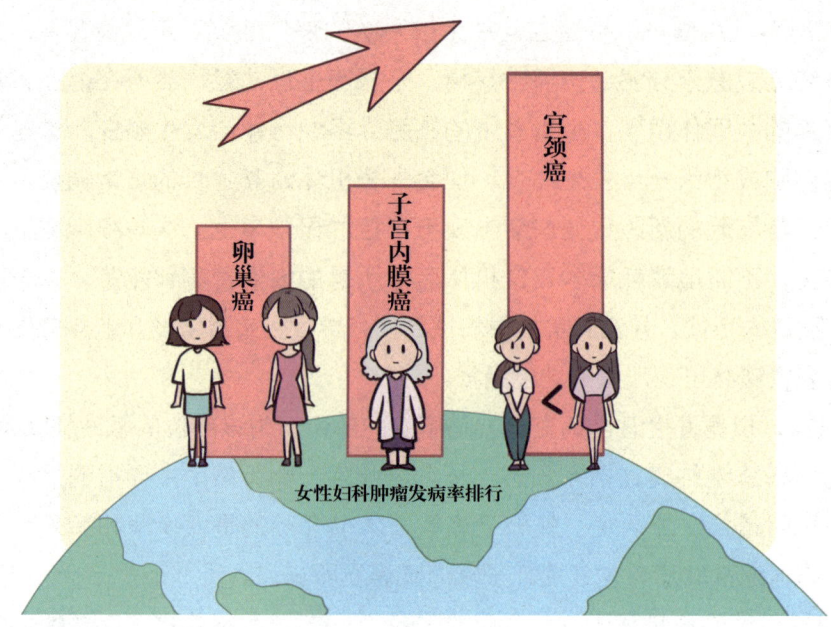

女性妇科肿瘤发病率排行

三、肥胖会增加患妇科肿瘤的风险吗？

随着人们生活水平的提高和饮食结构的改变，肥胖的发生率不断升高，严重影响健康。大家可能比较熟知肥胖容易引起心血管疾病和糖尿病，也了解肥胖会带来一系列生殖问题，但是肥胖和妇科肿瘤的关系并不被大家熟知，下面我们来看看肥胖到底会不会增加罹患妇科肿瘤的风险。

世界卫生组织（WHO）将体重指数（BMI）≥30千克/米²定义为肥胖；我国将BMI≥28千克/米²定义为肥胖，将BMI在24~27.9千克/米²定义为超重。研究发现，肥胖可以导致免疫功能紊乱，容易诱发肿瘤；肥胖是一种低度的炎症状态，会诱导细胞快速分化，增加细胞复制过程中出错的概率，增加肿瘤的发生风险；肥胖还会改变女性体内的激素环境，导致激素相关性肿瘤的发生。

妇科肿瘤的发生与肥胖密切相关，子宫内膜癌的发生风险与肥胖正相关。研究表明，子宫内膜癌的发生率随BMI的增加而增加，女性体重每增加5千克，发生子宫内膜癌的风险相应增加39%，发生卵巢癌的风险相应增加13%。年轻的肥胖女性容易出现胰岛素抵抗、高雄激素、高雌激素等代谢紊乱，子宫

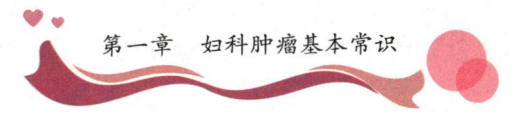

内膜长期在雌激素的刺激下，容易发生癌变；绝经后的肥胖女性的子宫内膜增生和癌变的发生率均高于非肥胖女性，可能与体内雌激素增加有关。目前虽未发现肥胖与宫颈癌有直接关系，但肥胖容易掩盖妇科肿瘤的早期症状，造成诊断延误。

"管住嘴、多运动"，即健康的饮食加上适当的锻炼，不仅可以让女性保持美好的身材，还可以使其远离妇科肿瘤。

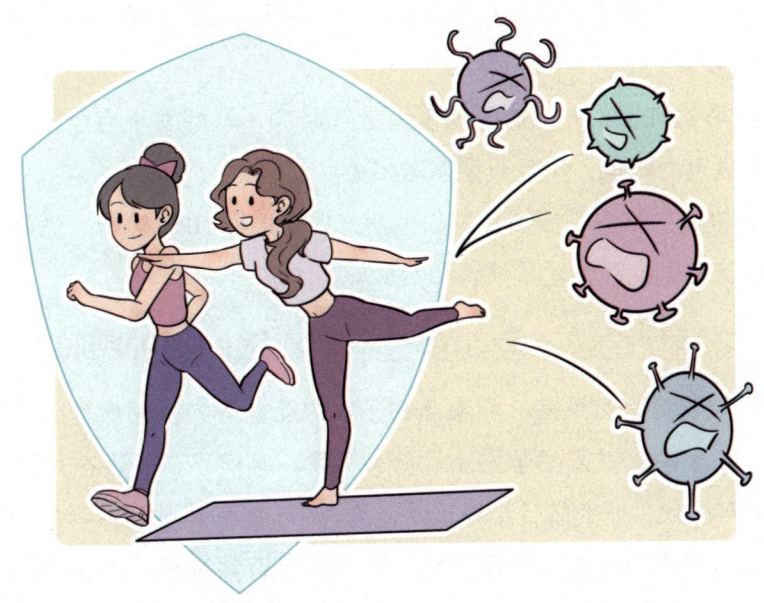

四、绝经后还会患妇科肿瘤吗？

很多女性认为绝经后就不会再患妇科肿瘤了，殊不知有些妇科肿瘤好发于绝经后的女性，千万不可掉以轻心。

绝经后最应该警惕的妇科肿瘤是子宫内膜癌。很多女性绝经后出现阴道不规则出血，以为是"第二春"来临，其实这是身体发出的预警信号，肥胖、"三高"（高血压、高血脂、高血糖）的女性一定要多加注意。如果出现绝经后阴道出血，无论出血量多少、持续时间长短，都一定要及早就诊，查明原因，早发现、早治疗，同时控制体重，预防"三高"，远离子宫内膜癌。

99%的宫颈癌与高危型人乳头状瘤病毒（HPV）的持续感染相关。HPV能否转阴和自身免疫力相关，绝经后的女性往往因为激素紊乱、情绪波动大、抵抗力差，导致高危型感染后无法恢复阴性，持续的感染状态会增加宫颈癌的发生风险。不足1%的宫颈癌为HPV阴性。研究表明，这部分宫颈癌患者年龄较大，而且预后不好，所以老年女性HPV阴性也不要以为不会得宫颈癌。

绝大部分卵巢癌是在绝经后出现的。研究发现，超过50%的卵巢癌患者年龄超过63岁。

随着年龄的增加，外阴癌发病率呈上升趋势，其好发于绝经后女性，可能与老年人免疫力降低、炎症长期刺激相关。

所以，健康的饮食习惯、良好的生活方式、接种HPV疫苗、做好筛查和体检，有症状及早就医，才是预防和治愈妇科肿瘤的关键。

五、未婚女性或不孕妇女更不容易患妇科肿瘤吗？

不少女性认为，宫颈癌、卵巢癌和子宫内膜癌等妇科肿瘤是已婚妇女的"专利"，与未婚女性或不孕妇女没什么关系。其实不然。现在妇科肿瘤的发生越来越年轻化，研究统计结果表明，约有1/5的妇科肿瘤患者是未孕的年轻女性，妇科肿瘤的发生与是否结婚、怀孕和生育并没有必然联系。随着生活节奏的加快，年轻人承受的压力也越来越大，长期的工作压力、精神压抑、情绪紧张，以及饮酒、抽烟等不良嗜好，再加上喜吃"油""煎""炸""烤"等不良饮食习惯，均容易诱发肿瘤。

宫颈癌与性生活有关，特别是高危不洁的性生活可能造成人乳头状瘤病毒（HPV）感染，而长期高危型HPV持续感染可诱发宫颈癌。未婚女性、不孕女性如果性伴侣多而复杂，就算是不婚，也会增加HPV感染风险，更容易得宫颈癌。

流行病学调查结果证实，子宫内膜癌发病的高危因素就包括未孕或不育、长期无拮抗的雌激素暴露等。

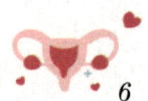

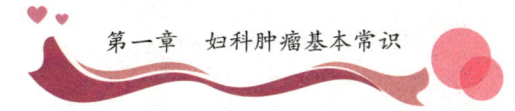

美国疾病控制与预防中心（CDC）发布的卵巢癌高危人群名单中，就包括未生育或有不孕病史者、卵巢肿瘤家族遗传史者及BRCA1或BRCA2突变者。后两类高危人群可能与基因易感性相关，她们无论是否结婚、怀孕，患卵巢癌的风险都较普通女性高。

年轻、未婚、未育并不能远离妇科肿瘤，但患妇科肿瘤人群年轻化也并不可怕。合理膳食、安全的性生活，以及按时体检至关重要。

六、吸烟与妇科肿瘤关系大吗？

很多人都知道吸烟（无论是一手烟还是二手烟）会对人体健康造成不少危害，其中与吸烟最为相关的肿瘤是肺癌。长期吸烟会导致肺部组织发生病变，甚至发生癌变。那么，吸烟和妇科肿瘤的发生相关吗？

烟草燃烧产生的烟雾是包含多种化合物的混合体，其中的致癌化合物可以通过损害DNA、产生炎症反应和氧化应激等机制，导致妇科肿瘤的发生。长期暴露于二手烟环境可增加对致癌物的暴露程度，加重人体细胞的损伤，增加妇科肿瘤的发生风险。

我国的回顾性数据分析发现，吸烟会增加子宫颈病变，引发一系列女性生殖系统疾病，包括生育能力下降；吸烟还可导致子宫颈上皮内瘤样病变，主要表现为宫颈上皮细胞的异常核分裂，体现在与正常细胞不一样的异型细胞，如果这种异常病变持续进展，就可能发生宫颈癌变。大部分子宫内膜癌属于雌激素依赖性的，吸烟可导致生育能力下降，继而导致孕激素缺乏，使之无法拮抗雌激素，而雌激素的持续刺激可使子宫内膜长期处于过度增生的状态，进一步发展可成为子宫内膜癌。长期吸烟是卵巢功能早衰的高危因素之一。美国的一项研究表明，大部分类型的卵巢癌与吸烟无关，但卵巢黏液性肿瘤的发病与吸烟相关。

吸烟有害健康，为了保持自身健康，也为了远离妇科疾病及妇科肿瘤，最好戒烟并且远离二手烟。

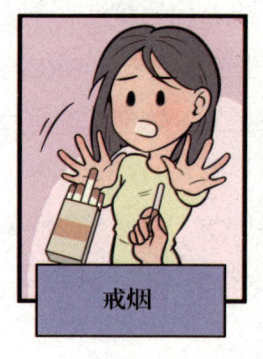
戒烟

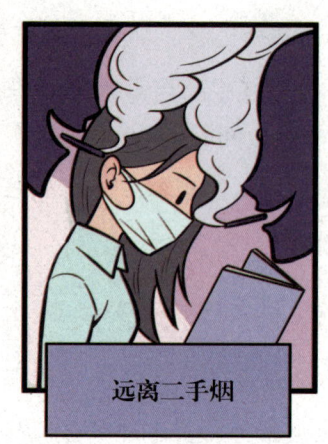
远离二手烟

七、不健康的性生活如何影响妇科肿瘤的发生？

健康的性生活有助于增进夫妻情感，而不健康的性生活不仅影响女性的生理健康，还可能导致妇科肿瘤的发生。

什么是不健康的性生活呢？①过早的性生活：指性生活发生时间＜18岁；②性生活紊乱：指有多个性伴侣；③不卫生的性生活：主要指月经期内的性生活，或存在生殖道疾病导致感染的情况下发生性关系；⑤避孕意识差：可导致生殖道疾病的传播或意外怀孕，而多次的人工流产可能引起不孕。

导致宫颈癌的HPV感染主要是通过性接触传播的。研究表明，不健康的性生活是宫颈癌发生的高危因素，几乎所有宫颈癌患者均伴有HPV感染。如性伴侣有高危型HPV感染，通过性生活将HPV传染给对方，宫颈正常上皮细胞在HPV的长期持续刺激下，发生不典型增生，进而发展为宫颈原位癌或宫颈浸润癌。通过使用避孕套可以有效阻断HPV的传播。

子宫内膜癌虽与性生活没有直接关系，但习惯性流产容易造成子宫内膜损害，加速子宫内膜的异型增生，最终导致内膜癌变。不孕、有子宫内膜异位症病史的患者是患卵巢癌的高危人群之一，意外怀孕后多次人工流产可引起不孕、不育，不卫生的性生活可导致妇科炎症、子宫内膜异位症等疾病。

所以，健康的性生活和正常的性关系有利于预防妇科肿瘤。

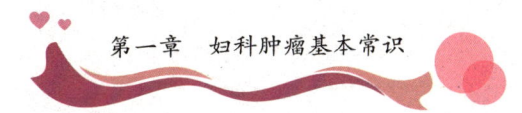

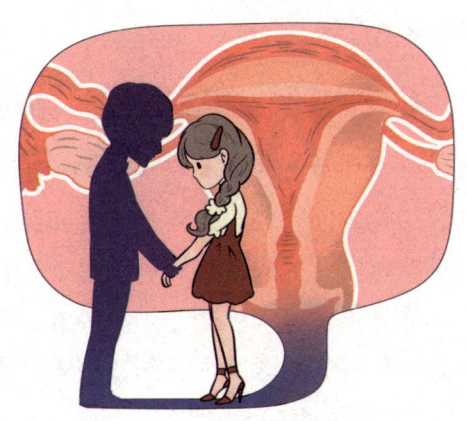

八、子宫肌瘤会恶变吗?

子宫肌瘤是女性最常见的良性肿瘤,是子宫平滑肌组织增生形成的。90%的子宫肌瘤发生在子宫体,仅10%发生在子宫颈。目前对子宫肌瘤发生的确切病因还不是十分清楚,推测可能与遗传、激素水平失调有关。

子宫肌瘤常见于30~50岁女性,大多数情况下无自觉症状,一般多在体检时发现。子宫肌瘤的典型症状包括月经异常、阴道分泌物异常、下腹部不适等。如果出现以下情况,需前往医院就诊:长期的月经异常,经期长、经量多或痛经;持续的骨盆疼痛或突然出现剧烈的骨盆疼痛;膀胱排空困难;阴道出血严重或非经期的阴道出血。妇科体格检查、血液检验、影像学检查(包括超声、磁共振成像),必要时进行宫腔镜或病理活检等可以帮助明确诊断。无症状的肌瘤一般无须治疗,每3~6个月定期行肌瘤检查,如肌瘤增大或出现症状,可在医师指导下进行药物治疗或手术治疗。

虽然子宫肌瘤是最常见的良性肿瘤,但也有一定的恶变率(0.4%~0.8%)。子宫肌瘤可向子宫肉瘤转变,子宫肉瘤的恶性程度高,但其恶变机制目前尚不清楚。一旦发现新长出来的肌瘤、肌瘤增长速度变快、绝经以后肌瘤增大或不规则出血,应警惕恶变的可能,及时就医以明确诊断,及时治疗。由于子宫肉瘤没有敏感的肿瘤标志物,影像学诊断的特异性也不高,早期诊断极为困难,多在术中甚至术后进行病理检查时才能明确诊断。有手术指征的患者均以手术治疗为主,根据术后病理结果显示的高危因素、分期情况,决定是否行辅助放化疗或激素治疗等。

九、患了妇科肿瘤，还可以保留生育功能吗？

由于妇科肿瘤发生于女性生殖系统，任何一种根治性的治疗手段都不可避免地会破坏生殖系统结构的完整性，或者损害生殖器官的功能，影响女性生育力，甚至导致生育功能完全丧失；妇科肿瘤呈现年轻化趋势，以及女性初次生育年龄的推迟，导致很多患者在确诊妇科肿瘤时尚未生育。如何在抗肿瘤的同时保留生育力，是肿瘤科医师面临的重要难题之一。那么，如果不幸得了妇科肿瘤，还可以保留生育功能吗？

要想最大限度地保留生育所需的解剖结构和生育功能，只有尽可能早地发现肿瘤。早期的宫颈癌筛查可以发现癌前病变或者微小浸润癌，部分病变宫颈锥切就可以达到根治的目的，基本保存生育结构的完整性；诊断技术（盆腔 MRI 和阴超）的进步，可以早期发现部分子宫内膜癌患者，因而对无肌层侵犯的子宫内膜癌患者，可以通过保守治疗暂时保留其生育功能，让其在妊娠或辅助生殖技术完成生育后再行根治性手术。辅助生殖技术的提高，使确诊卵巢癌的年轻女性可先通过"冻胚"和"冻卵"技术获得卵子，再行卵巢癌手术，待治疗缓解后再通过胚胎移植获得妊娠，从而获得生育的机会。

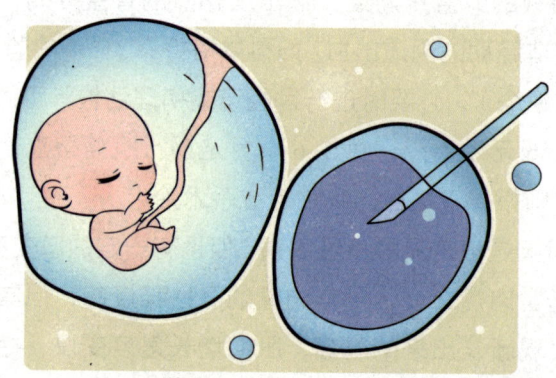

但是，由于肿瘤恶性程度较高、生长速度较快，一些辅助生殖技术会延迟抗肿瘤治疗，患者在保留生育功能的同时也存在肿瘤进展的风险。所以，如果要保存生育力，一定要兼顾肿瘤结局和生育结局，严格把握适应证；务必与生殖科医师充分沟通，制订合理的治疗策略；在告知患者保留生育功能

治疗的风险与获益后，遵其意愿，实施个体化治疗，使患者不仅有好的肿瘤治疗结局，同时也能获得良好的生育结局。

十、口服避孕药可以降低妇科肿瘤的发生率吗？

口服避孕药不仅可以避免意外怀孕，还能治疗子宫内膜异位症、多囊卵巢综合征等妇科疾病。最新的研究表明，口服避孕药可以降低一些妇科肿瘤的发生率。

卵巢癌的高危人群主要是未生育或者不孕的女性，原因是这类女性的卵巢一直处于排卵状态，卵巢在排卵的过程中，会出现卵巢上皮细胞的破损和修复，容易发生卵巢上皮细胞的非正常增生，导致癌变。口服避孕药的主要成分是小剂量的孕激素和雌激素，它可以抑制排卵，对卵巢有一定的保护作用，从而降低卵巢癌的发生风险。研究表明，使用避孕药的时间越长，卵巢癌的发生风险越小，但仅仅使用孕激素避孕药并不能降低卵巢癌的发生风险。由于口服避孕药的人群大部分为50岁以下的女性，而卵巢癌的高发年龄大于50岁，所以口服避孕药是否可降低绝经后女性卵巢癌的发生还需进一步研究证实。

发生子宫内膜癌的一个重要原因是，在长期无孕激素抵抗的雌激素作用下，子宫内膜发生了异常增生，从而导致子宫内膜癌的发生。而口服避孕药中含有的小剂量孕激素可以对抗雌激素，阻止子宫内膜的异常增生，降低子宫内膜癌的发生风险。

目前尚不清楚使用口服避孕药是否与宫颈癌的发生有因果关系。有研究提示，口服避孕药似乎可诱发宫颈癌，但研究在设计方面存在差异，所以不能简单地认为口服避孕药会诱发宫颈癌。

虽然口服避孕药可以降低卵巢癌、子宫内膜癌的发生风险，但也不可盲目使用，因为口服避孕药有引起心肌梗死、出血、血栓性疾病等不良反应，需在专科医师的评估下，权衡利弊，遵医嘱使用。

十一、什么是Lynch综合征？与妇科肿瘤有什么关系？

Lynch综合征是一种常染色体显性遗传性癌症综合征，包括子宫内膜癌、卵巢癌及结直肠癌等，是由 DNA 错配修复（MMR）相关基因（MLH1、MSH2、MSH6、PMS2）的致病性突变导致的。

一些小样本的研究发现，每 30 例子宫内膜癌患者中就有 1 例与 Lynch 综合征相关。既然子宫内膜癌患者的 Lynch 综合征发病率高，而 Lynch 综合征又是一种基因遗传疾病，是否需要对子宫内膜癌患者进行 Lynch 综合征普查呢？《Lynch 综合征相关性子宫内膜癌筛查与防治中国专家共识》提出：如果条件允许，强烈建议对所有子宫内膜癌患者进行 Lynch 综合征普查；如果条件有限，强烈建议对以下子宫内膜癌患者进行 Lynch 综合征筛查：①≤ 60 岁；②具有以下 1 个或多个危险因素的任何年龄患者：异时或同时出现的 Lynch 综合征相关癌症个人史，一级亲属（是指父母、子女及同父母的兄弟姐妹）在≤ 60 岁时被诊断为 Lynch 综合征相关癌症，病理特征强烈提示为与 Lynch 综合征相关的癌症。

与 Lynch 综合征相关的卵巢癌主要是子宫内膜样癌，其分期和发病年龄均较散发性卵巢癌更早，子宫内膜癌合并卵巢癌的女性中有 7% 为 Lynch 综合征。《Lynch 综合征相关性子宫内膜癌筛查与防治中国专家共识》建议在以下卵巢癌患者中进行 Lynch 综合征筛查：①≤ 50 岁；②在任何年龄被诊断的非浆液性癌和非黏液性癌。

没有证据支持 Lynch 综合征与其他妇科肿瘤存在关联，因此不建议对患有下生殖道癌症的女性进行 Lynch 综合征筛查，除非为 HPV 阴性的宫颈腺癌。

第二节 威胁女性的"第一杀手"
——宫颈癌

一、哪些因素会增加宫颈癌的发生风险？

宫颈癌发生的确切病因至今尚不清楚，目前认为 HPV 感染与宫颈癌的发

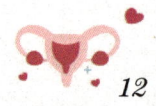

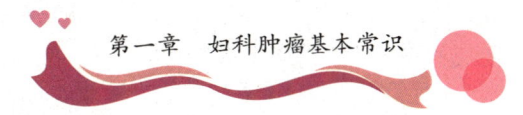

病相关性最高。既往的流行病学研究发现，宫颈癌的发生还与开始性生活的时间早、性伴侣多等因素相关。自身的免疫缺陷也会增加宫颈癌的发生率。所以，宫颈癌是多因素综合作用的结果。

那么，哪些因素会增加宫颈癌的发生风险呢？

（1）HPV-DNA阳性。持续高危型HPV感染是导致宫颈癌的直接原因。

（2）性生活紊乱。同时拥有多个性伴侣，会增加感染HPV的风险。

（3）性生活过早及早婚、早育。<18岁开始性生活，女性早于20岁、男性早于22岁的婚育行为被界定为早婚、早育，性生活过早或早婚、早育感染HPV的可能性大。

（4）分娩次数多，经期及产褥期卫生不良。宫颈上皮细胞的增生或感染可增加宫颈癌的患病风险。

（5）吸烟。烟雾中的致癌化合物损害机体免疫细胞，增加HPV感染的概率。

（6）免疫缺陷。先天性免疫缺陷或是后天感染人类免疫缺陷病毒（HIV）导致的免疫缺陷人群免疫力低下，容易感染HPV。免疫力低下不足以使HPV转阴，而持续的HPV感染会导致宫颈癌的发生。

虽然如此，宫颈癌也是可以预防的：接种HPV疫苗、做好定期筛查、保持良好的生活方式、拥有健康的性生活，可以让广大女性远离宫颈癌。

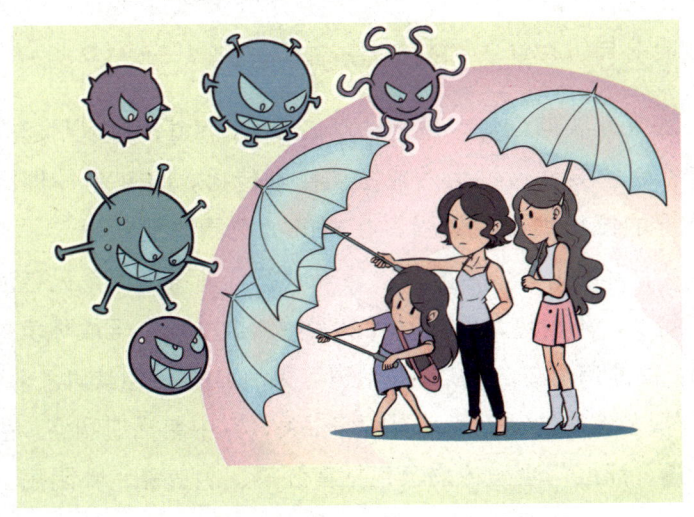

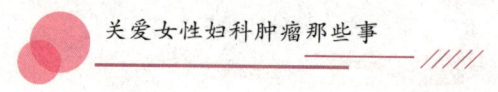

二、"宫颈糜烂"和宫颈癌有关吗？

很多女性看到检查报告单上"宫颈糜烂"的诊断结果往往非常紧张，以为宫颈糜烂就是宫颈癌的前兆。其实不然，宫颈糜烂和宫颈癌之间没有必然的联系。

宫颈糜烂是正常的生理现象，是由宫颈柱状上皮细胞移行产生的，从外观上看起来似乎有点所谓的"糜烂"。宫颈上皮细胞是随激素水平的变化而变化的，当女性体内雌激素水平较低时，宫颈上皮细胞多数被鳞状上皮细胞覆盖，看似比较光滑，而当雌激素水平升高时，正常的鳞状上皮细胞会被子宫的柱状上皮细胞"移行"取代，看着就不那么光滑了。目前医学界已经废弃"宫颈糜烂"一词，将其描述为"宫颈柱状上皮细胞异位"。

宫颈柱状上皮细胞异位的部位是宫颈癌容易发生的部位，医师进行宫颈癌筛查时所选取的宫颈刮片部位也在此处。持续的高危型HPV感染才是导致宫颈癌的主要原因，与"宫颈糜烂"并无直接关系，不能说"宫颈糜烂"是宫颈癌的前兆。宫颈癌患者的宫颈可表现为光滑，也可以表现为不光滑的"糜烂"，但如果有接触性出血或分泌物增多、有异味时，应及时行宫颈刮片或活检，以明确原因。

提醒大家，"宫颈糜烂"并不是一种"病"，合理的饮食、健康的生活方式、轻松愉悦的心情才是平常生活中应该保持和注重的。

三、什么是HPV？它与宫颈癌有多大关系？

HPV，即人乳头瘤病毒，是一种双链DNA病毒，可以引起人体皮肤和黏膜上皮增生，主要通过性生活或密切接触传播。HPV是一种比较顽强的病毒，对外界的抵抗力相对较强，在pH6~8范围内比较稳定，在pH5.0以下或pH9.0以上容易灭活，强酸和强碱等大部分消毒剂可杀灭存活于体外的HPV。HPV耐寒，不耐热，低温时可以保持感染性，在干燥环境中也可以存活较长时间，高温消毒或2%戊二醇消毒可灭活HPV，但其对乙醇不敏感。

HPV与很多疾病的发生和发展密切相关，其中包括口咽癌、生殖器疣及肛门生殖器癌，而肛门生殖器癌又包括宫颈癌、阴道癌、外阴癌、阴茎癌和

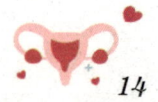

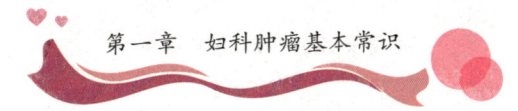

肛门癌。在已经确定的 200 多种 HPV 亚型中，根据有无致癌性，HPV 又被分为高危型和低危型，其中 HPV 16、HPV 18、HPV 31、HPV 33、HPV 35、HPV 39、HPV 45、HPV 51、HPV 52、HPV 56、HPV 58、HPV 59、HPV 68 被定义为高危型，HPV 6、HPV 11 为低危型。约 99.7% 的宫颈癌与 HPV 持续性感染有关，其中关系最为密切的是高危型的 13 种亚型，而在 13 种高危亚型中，HPV 16 和 HPV 18 诱发癌变的风险最高。宫颈癌患者中 HPV 16 的感染率高达 55.2%，HPV 18 的感染率为 14.2%，其他型别按感染率排序依次为 HPV 45、HPV 33、HPV 58、HPV 31、HPV 52、HPV 35、HPV 39、HPV 59。低危型 HPV 感染主要引起生殖器疣等良性病变。

80% 的女性一生至少感染 1 次 HPV，90% 以上的 HPV 感染可以在 2 年内自然清除，不到 1% 的人可以发展为子宫颈的癌前病变或宫颈癌，这个过程通常需要 10 年左右的时间。现在很多年轻患者发病过程较短，所以通过接种 HPV 疫苗预防宫颈癌十分重要。

四、什么是 HPV 疫苗？不同"价"的疫苗有什么不同？

所谓疫苗，指的是用各类微生物制成的用于预防疾病的生物制品。目前国内已经上市的 3 种进口 HPV 疫苗（二价 HPV 吸附疫苗、四价 HPV 疫苗和九价 HPV 疫苗）和 1 种国产疫苗（国产二价 HPV 疫苗）都是以 HPV 病毒样颗粒为抗原的疫苗。HPV 疫苗本身不含有病毒 DNA，所以不具有感染性和致癌性，但它又保持了病毒表面的抗原表位，可以诱导机体产生体液免疫反应，从而产生中和性抗体。这样，一旦 HPV 进入体内，这些抗体可以与病毒的抗原结合，发挥中和作用，从而防止 HPV 感染。HPV 疫苗对预防 HPV 相关疾病有 87.3%~100% 的保护效力。

那么，所谓的"二价""四价""九价"疫苗到底有什么区别呢？不同的"价"指的是预防的 HPV 型别有所不同，"价"越多，预防的 HPV 型别就越多。"二价" HPV 疫苗指的是可以预防 HPV 16、HPV 18，"四价" HPV 疫苗可以预防 HPV 6、HPV 11、HPV 16、HPV 18，"九价" HPV 疫苗可以覆盖的 HPV 型包括 HPV 6、HPV 11、HPV 16、HPV 18、HPV 31、HPV 33、HPV 45、

HPV 52、HPV 58。预防HPV的型别不同，那么预防HPV感染所引起的疾病肯定也不尽相同。"二价""四价""九价"疫苗除了均可预防宫颈癌、宫颈上皮内瘤变（CIN 1、2、3级）、原位腺癌等之外，国产二价HPV疫苗可以预防HPV 16和HPV 18持续性感染，四价HPV疫苗可预防男性外生殖器疾病，而进口九价HPV疫苗除了可覆盖"二价""四价"疫苗所预防的疾病外，还可以预防9种HPV相关亚型感染。

五、哪些人容易感染HPV？哪些人适合接种HPV疫苗？

HPV容易感染哪些人呢？临床上认为，以下人群容易感染HPV。①遗传易感人群：携带HLA-DPB2、EXOC1和GSDMB等基因突变者；②高危生活方式人群：多性伴侣、性生活过早、多孕多产、吸烟、长期口服避孕药、患性传播疾病者等；③免疫功能低下人群：HIV感染者、自身免疫性疾病患者、糖尿病患者、肾衰透析患者、器官移植术后长期服用免疫抑制剂者。

依据国内外的权威指南及研究数据，对于一般人群的HPV疫苗接种，优先推荐9~26岁女性，特别是17岁之前的女性，同时也推荐27~45岁有条件的女性进行接种。对于HPV感染或细胞学异常的女性，均推荐适龄接种HPV疫苗（接种之前无须常规行HPV检测或细胞学检测）。对于妊娠期女性，不推荐预防性接种HPV疫苗；若近期准备妊娠，建议推迟至哺乳期结束后再行接种；如果接种后意外怀孕，应停止接下来未完成的剂次接种。哺乳期女性应慎重接种HPV疫苗。同样推荐以下适龄女性接种HPV疫苗：有HPV相关病变治疗史的人群（宫颈癌治疗后除外）、遗传易感位点突变人群、高危生活方式人群、免疫功能低下人群。

我国批准的中国女性适宜接种"二价"和"四价"疫苗的年龄为9~45岁，而"九价"疫苗批准接种的年龄为16~26岁。所有的疫苗共接种3剂，其中二价疫苗分别在第0、第1、第6个月接种，而四价、九价疫苗分别在第0、第2、第6个月接种。

六、男性需要接种HPV疫苗吗？

前面一直强调适龄女性需要接种HPV疫苗，那么男性可以接种HPV疫

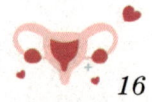

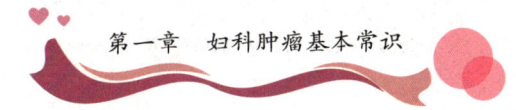

苗吗？答案是肯定的，因为HPV感染不分男女！

男性接种HPV疫苗有重大意义：①高危型HPV感染不仅与宫颈癌相关，还与其他多种癌症相关，如阴茎癌、肛门癌和口腔癌等，而低危型HPV感染可引起男性生殖器疣，接种HPV疫苗可以保护男性不受HPV感染而引发相关疾病；②HPV感染途径主要是性接触，在男女亲密接触中，男性可把HPV传染给女性，因此男性接种HPV疫苗也是对女性的保护；③肛门癌的高危人群包括男男性行为人群。肛门性交是肛门感染HPV较常见的方式，90%的肛门癌与HPV有关。所以，为了伴侣的健康，男性也应该接种HPV疫苗。

目前，适用于男性的HPV疫苗包括四价疫苗和九价疫苗。研究表明，与未接种疫苗的男性相比，四价HPV疫苗可显著降低男男性行为患者肛门上皮内瘤变及肛门癌的发生风险。男性接种九价HPV疫苗后，其HPV 6、HPV 11、HPV 16、HPV 18平均滴度与四价HPV疫苗接种组相仿，但HPV 31、HPV 33、HPV 45、HPV 52、HPV 58更优越。

美国免疫实践咨询委员会推荐11~12岁的男孩接种HPV疫苗，帮助其减少HPV感染相关的生殖器癌和生殖器疣的发生。WHO建议将9~14岁未发生性行为的女孩作为首要接种对象，在可负担的情况下推荐男性作为次要接种对象。

七、宫颈癌会传染吗？

宫颈癌不具有传染性，只有导致宫颈癌的HPV才具有传染性。

某种疾病能够发生传染，主要是因为引起该病的病原体离开患者身体以后，可通过某种途径传播到另一个人身上。传染必须同时具备3个条件：传染源、传播途径和易感人群，3个环节缺一不可。来自患者的病原体（多为细菌、病毒、寄生虫等）离开传染源后，通过空气、水源或血液、分泌物等途径或媒介向外播散，而后在易感人群中寻找适合自己生存的宿主，留存下来并繁殖，最后导致宿主发病。根据这3个环节，宫颈癌患者不是传染源，因为肿瘤细胞很难通过简单的途径进入人体引发肿瘤，即使把癌细胞植入其他人体内，由于个体之间的差异，他人的癌细胞对于自身机体就是一种异物，机体可以通过强大的免疫排斥反应将他人的癌细胞杀死。所以，宫颈癌本身不会传染！

HPV 感染与宫颈癌的发生高度相关。这个病毒可以通过性生活、母婴及日常生活的密切接触进行传播并引起感染，所以 HPV 感染的普通人群或 HPV 阳性的宫颈癌患者，他（她）们携带的 HPV 是可以传播的。健康的生活方式、良好的行为习惯、性生活中使用避孕套等可以大大降低 HPV 的感染率和传染性。

因此，对于宫颈癌或其他肿瘤患者，不要惧怕接触，更不应该歧视他们，而是应该在注意日常卫生的条件下，多接近他们，多从精神和心理方面关爱他们，使他们增强自信，增强战胜疾病的勇气。

八、HPV 阴性就不会患宫颈癌了吗？

99% 以上的宫颈癌与高危型 HPV 持续感染有关，那么 HPV 阴性就不会得宫颈癌了吗？答案是不一定，因为仍有 1% 不到的宫颈癌与 HPV 感染无关，被认为是 HPV 真阴性宫颈癌。

提到真阴性，那必然是存在 HPV 假阴性宫颈癌的情况：①处于潜伏期的 HPV 感染病毒载量太低无法被检测到，导致假阴性率高；②在 HPV DNA 与宿主 DNA 的整合过程中，基因的丢失导致检测不出也可出现假阴性；③ 1%~2% 低危型 HPV 导致的宫颈癌无法检测出，可出现部分 HPV 假阴性结果；④HPV 的检测方法、检测程序和样品的质量也会导致 HPV 假阴性。还有研究表明，68% HPV 阴性的宫颈癌被误诊为原发性宫颈癌，它在组织学特征上与子宫内膜癌很难区分开，需进行免疫组化，进一步鉴定肿瘤的原发部位，以降低假阴性率。

目前，与 HPV 感染无关的宫颈癌发病机制尚不清楚，但大多数研究人员认为它与肿瘤相关基因（如 TP53、CDKN2A 和 PIK3CA）的突变有关。HPV 阴性的宫颈癌患者年龄较大，有 15%~38% 的宫颈腺癌和 12.7% 的宫颈鳞癌为 HPV 阴性，HPV 阴性腺癌常见的病理类型为胃型腺癌、透明细胞癌、浆液性腺癌和中肾管样腺癌。与 HPV 阳性的腺癌常见病理类型不同，HPV 阴性的宫

颈癌患者预后较差，诊断时常常已是晚期，并伴有淋巴血管间隙浸润。

对于 HPV 阴性宫颈癌的治疗无特异性方法，可参考 HPV 阳性宫颈癌的治疗手段。回顾性研究提示，术后辅助放化疗可能有益于 HPV 阴性的患者。CDK4/6 抑制剂阿贝西利通过抑制 CDK4/6 和 mTOR 通路，在 HPV 阴性的肿瘤患者身上获得了很好的疗效。针对 TP53、PI3K 途径的有效靶向治疗目前也处在探索之中。

九、何为宫颈癌的三级预防？

近年来，我国宫颈癌发病率呈上升趋势，宫颈癌的防治作为公共卫生问题已引起政府的高度关注和重视，做好宫颈癌的一级、二级和三级预防可以极大地推动子宫颈癌综合防控的进程，降低宫颈癌的发病率。

什么是宫颈癌的一级、二级和三级预防呢？

一级预防：开展健康教育和接种 HPV 疫苗。健康教育必须贯穿始终，不仅是青少年女孩和适龄妇女，与防控相关的专业技术人员、政策制定者、卫生管理人员、社会团体和媒体人也是健康教育的目标人群。提高大众对宫颈癌的认知，正确认识疫苗接种的重要性，通过减少 HPV 感染，早发现、早诊断、早治疗宫颈的癌前病变。

二级预防：对所有适龄妇女定期开展宫颈癌筛查；对确诊为宫颈癌前病变的患者及早进行治疗；已经接种 HPV 疫苗的女性，如果到了筛查年龄，仍然需要定期筛查。目前筛查的方法包括细胞学筛查方法、醋酸染色肉眼观察法和 HPV 检查技术。根据宫颈癌发病的年龄特点，我国推荐筛查起始年龄为 25~30 岁。宫颈癌筛查结果为阳性或异常者，须接受阴道镜检查或组织病理学诊断，以确定是否存在宫颈癌前病变或子宫颈浸润癌。对于癌前病变，由医务人员根据病变的范围、程度和位置进行治疗。

三级预防：宫颈浸润癌的临床分期标准参考 FIGO 分期，除了妇科检查外，同时参考影像学测量的子宫颈大小，在术前进行更准确的分期，根据分期开展适宜的手术、放疗、化疗及姑息疗法。

第三节 "大姨妈"卷土重来
——可能是子宫内膜癌

一、什么是多囊卵巢综合征？它会导致子宫内膜癌吗？

多囊卵巢综合征（PCOS）是一种合并糖代谢异常和女性生殖功能障碍的内分泌代谢紊乱综合征，表现出的代谢和内分泌异常可导致子宫内膜容受性下降，进而造成胚胎的低植入率和高流产率，最终导致不孕不育。不仅如此，多囊卵巢综合征和子宫内膜癌也有着密切的关系。

流行病学研究显示，PCOS患者发生子宫内膜癌的概率高达37%，其风险是普通人群的3倍；在子宫内膜增生的患者中，合并PCOS者比未合并PCOS者发生子宫内膜癌的风险高出4倍。

为什么PCOS会导致子宫内膜癌呢？可能有以下3个原因：

（1）胰岛素抵抗。PCOS患者胰岛素抵抗，导致代偿性胰岛素分泌增加。子宫内膜基底细胞在高胰岛素的环境下，可激活内膜细胞分裂，导致内膜细胞异常增生；胰岛素还可以刺激芳香化酶表达，导致雌二醇增加，从而诱导内膜细胞增生。

（2）持续无排卵。PCOS患者的子宫内膜长期处于无孕激素对抗的雌激素作用下，易发生异常增生，从而增加子宫内膜癌的发生风险。

（3）高雄激素血症。PCOS患者子宫内膜中雄激素受体存在过表达的现象，而高雄激素不仅可导致无排卵，还可以导致雌激素合成过多，造成内膜异常增生，增加子宫内膜癌发生风险。

所以，PCOS患者平时须合理安排饮食，纠正糖代谢、脂代谢等内分泌紊乱，预防子宫内膜癌的发生。

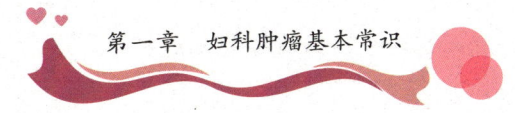

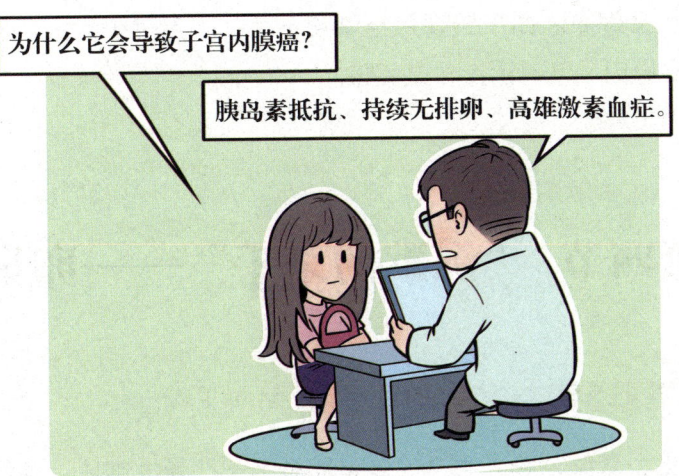

二、月经淋漓不尽是子宫内膜癌引起的吗？

正常女性的月经周期为 21~35 天，经期为 2~7 天。"淋漓不尽"指的是各种原因导致的月经量增多或者经期延长的情况，通俗来说，就是月经总是不干净，断断续续，持续 10 天或更长时间。

那么，月经淋漓不尽是否提示子宫内膜癌呢？答案为：可能是，但又不一定是。因为很多原因都会导致月经淋漓不尽，而不仅仅是子宫内膜癌。如果是绝经后的女性，尤其是"三高"（高血糖、高血压、高血脂）的肥胖女性，出现月经再次来潮或者正常月经之外的阴道流血，建议前往正规医院接受妇科 B 超或者诊断性刮宫手术。如果有内膜明显增厚，需进一步检查，以确定是否为子宫内膜癌。

出现月经淋漓不尽，还需警惕其他一些妇科恶性肿瘤，如外阴癌或阴道癌。外阴或阴道内的肿块破溃，也可导致断断续续出血，因此如发现局部出血的肿块，应该尽早就医。

此外，还有一些原因也会导致月经淋漓不尽：子宫内膜异位症或子宫腺肌病会导致月经不规律及痛经；子宫肌瘤会导致出血量明显增多或经期延长；有过性生活的年轻女性出现不规则的月经，需考虑怀孕的可能，因为宫外孕、早期流产或孕期出血，都会出现月经淋漓不尽的症状。

子宫内膜癌作为第二常见的妇科恶性肿瘤，近年来发病率逐步增高，严重影响女性生命健康。如果出现月经淋漓不尽，不用过于焦虑，但也不能掉以轻心，找出原因、及时治疗才是关键。

第四节 "沉默的杀手"——卵巢癌

一、卵巢巧克力囊肿与卵巢癌有关吗？

卵巢巧克力囊肿，顾名思义，就是卵巢上长了囊性肿块。肿块是由异位的子宫内膜在卵巢内生长、出血形成的。正常的子宫内膜会随着月经周期而出血，长在卵巢里的异位内膜也不例外，其出血形成了陈旧性积血的囊肿，由于囊肿的内容物呈咖啡色，像巧克力一样黏稠呈糊状，所以被称为巧克力囊肿。

卵巢巧克力囊肿主要表现为盆腔疼痛、月经异常和不孕，与月经周期密切相关。如体检发现卵巢巧克力囊肿或者出现以上症状时，不必慌张，建议至正规医院的妇产科就诊，医师会根据患者的年龄、病变部位和范围、症状及对生育的要求，为其制订个体化的治疗方案（包括药物、手术和联合治疗等）。

那么，巧克力囊肿和卵巢癌有关吗？据文献报道，巧克力囊肿也有恶变的可能，原因在于巧克力囊肿的囊壁上有少量子宫内膜组织，这些内膜组织可能有癌变的风险。研究表明，绝经前患者巧克力囊肿的恶变率约为1%，而绝经后为1%~2.5%，具有恶变为卵巢透明细胞癌或卵巢子宫内膜样癌的风险。

如果出现肿瘤标志物（尤其是CA125、HE4）明显升高，影像学检查（CT、MRI或B超）提示囊肿壁上有明显的实性团块、侵犯周围组织或者有肿大淋巴结，需警惕巧克力囊肿癌变的可能。已经确诊癌变或者怀疑癌变的巧克力囊肿，首选手术切除治疗。

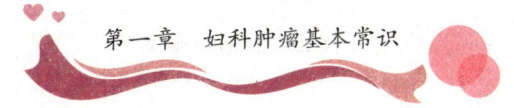

二、卵巢上有肿块一定是卵巢癌吗？

很多女性在妇科体检做 B 超时发现卵巢上有个肿块，就担心自己得了卵巢癌。其实不必惊慌。卵巢肿瘤可以分为良性、恶性及交界性三大类，60%~70% 的卵巢肿瘤是卵巢囊腺瘤，它是卵巢最常见的良性肿瘤。

年轻女性如果发现卵巢上有囊性的占位，同时肿块小于 10 厘米，可以先观察 2 个月经周期，在月经结束后 1 周左右再去复查一次，因为功能性的囊肿会自然缩小，但如果肿块不缩小反而增大了，就需要进一步检查；如果肿块大于 10 厘米，临床上就有手术探查的指征，需引起高度重视。绝经后的女性如果发现增大的卵巢（绝经后卵巢一般萎缩至 1.5 厘米 ×1 厘米 ×0.5 厘米）或盆腔内肿块，应警惕卵巢癌的可能，可以进一步行盆腔 MRI 协助诊断。

临床上，还可以通过检测血清 CA125（糖类抗原 125）、HE4、癌胚抗原（CEA）和动脉粥样硬化与血管细胞黏附分子（VCAM-1）来辅助判断卵巢肿块的良恶性。一些良性妇科疾病（如子宫腺肌病、子宫内膜异位症）也可出现血清 CA125 的轻度升高，但如果 CA125 升高到 200 单位/毫升，需警惕卵巢癌的可能。根据腹部 B 超和血清 CA125 的检测结果，临床医师大致可以判断出卵巢肿块的良恶性。所以，如果体检报告出现了异常，建议去正规医院就诊，寻求专业医师的帮助。

O-RADS US 是 2020 年由美国放射学会发布的，旨在对卵巢－附件肿块超声报告提供一致的解释，减少或消除理解分歧，包含所有风险类别，并为每种风险类别提供相应的管理建议。O-RADS 根据超声特征，对卵巢肿瘤进行了 0~5 类分层。① O-RADS 0 类：超声检查不能全面评价的病变，需要复查或结合 MRI 等其他影像学检查；② O-RADS 1 类：生理性类别，指绝经前的正常卵巢，不需要其他影像学检查及影像随访；③ O-RADS 2 类：几乎可以肯定的良性病变（恶性风险＜1%），建议每年随访 1 次；④ O-RADS 3 类：低风险（恶性风险为≥1%且＜10%），需要超声专家检查或 MRI 检查，由妇科医师管理；⑤ O-RADS 4 类：中风险（恶性风险≥10%且＜50%），需要超声专家检查或 MRI 检查，由妇科医师与妇科肿瘤医师共同管理或单独由妇科肿瘤医师管理；⑥ O-RADS 5 类：高风险（恶性风险≥50%），需要妇科肿瘤医师管理。

三、卵巢癌会遗传吗？

卵巢癌会遗传吗？如果家族中有人得了卵巢癌，自己是不是也会得卵巢癌？临床上，很多卵巢癌患者的直系女亲属常常有这个疑虑。

其实，并不是所有的卵巢癌都会遗传，与遗传相关的卵巢癌仅占10%~25%，其原因是遗传易感基因（与癌症发病相关的基因）发生了突变，造成卵巢癌的发病风险增加。目前已经发现有20多个基因与遗传性卵巢癌的发病相关，其中最常见的是BRCA1/2突变。有数据显示，如果一名女性的家族中没有卵巢癌患者，她一生中发生卵巢癌的概率仅为1.4%；如果有1个一级亲属（母女、姐妹）患病，那么她发生卵巢癌的概率增加到5%；如果有2个或以上的一级亲属患病，她发生卵巢癌的概率会进一步上升至7%。如果确定是与BRCA1/2有关的遗传性卵巢癌家族，到70岁的时候卵巢癌累积风险高达39%（BRCA1）及10%~17%（BRCA2）。

有BRCA1/2突变的女性，更早或更频繁的癌症筛查、使用药物、进行手术等均有助于降低卵巢癌的发生风险，其中最有效的方法是双侧输卵管、双侧卵巢切除术。针对BRCA1突变者，建议在35~40岁时进行预防性切除术，BRCA2突变者可延迟至40~45岁时进行手术。

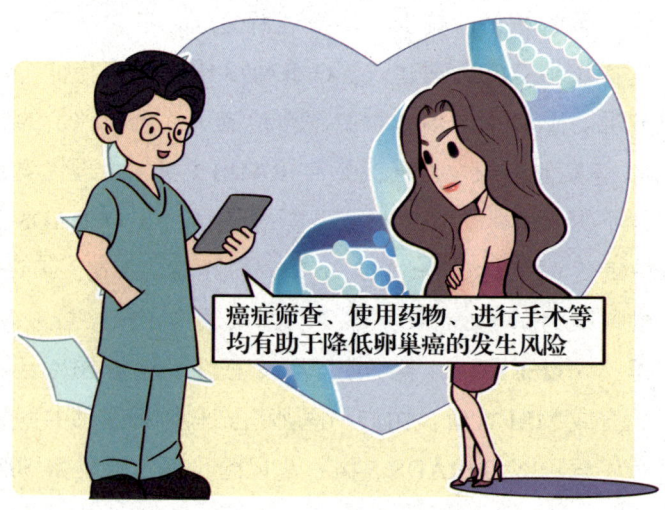

四、哪些女性卵巢癌的患病风险高？

虽然卵巢癌的发病率仅次于宫颈癌和子宫体癌，但其致死率却占各类妇科肿瘤的首位，给广大女性造成了严重的威胁，被称为"沉默的杀手"。那么，哪些女性是卵巢癌的高危人群呢？

（1）乳腺癌易感基因（BRCA1/2）突变的人群。一般人群的BRCA1/2突变率为0.2%~0.3%，但是卵巢癌患者的突变率可达10%~15%。70岁时，存在BRCA1/2基因突变的女性发生卵巢癌的风险为39%（BRCA1）或10%~17%（BRCA2）。

（2）有卵巢肿瘤或恶性肿瘤家族史者。10%~25%的卵巢癌与遗传相关，目前已经发现20多个基因与遗传性卵巢癌的发病相关。

（3）年龄在50岁以上的女性。绝经后的女性内分泌激素会产生变化，而卵巢癌是激素依赖性肿瘤，约60%的卵巢癌患者雌激素受体表达阳性（ER+）。

（4）未生育或者不孕的女性。未生育或者不孕的女性一直处于排卵状态，卵巢在排卵过程中会出现上皮的破损和修复，容易发生细胞癌变。

（5）有子宫内膜异位症病史者。子宫内膜异位症患者如果出现卵巢的子宫内膜异位，内膜组织有癌变的风险。

（6）服用雌激素超过10年者。正常卵巢上皮细胞中雌激素受体β呈优势表达，而卵巢上皮癌中雌激素受体α表达明显、受体β低于正常组织，雌激素与α受体结合会促进卵巢癌细胞的生长。

（7）肥胖女性。肥胖不仅是引发卵巢癌的危险因素，还会影响卵巢癌的治疗和预后。肥胖能够导致胰岛素抵抗，反馈调节分泌更多的胰岛素和IGF-1等，后者与胰岛素样生长因子结合蛋白-2能增加卵巢癌细胞的生长和侵袭能力。

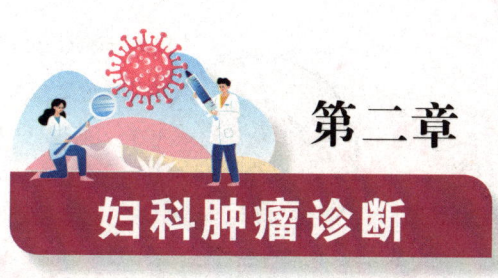

第二章 妇科肿瘤诊断

第一节　常见症状

第二节　检验学依据

第三节　病理学诊断

第四节　影像学检查

第五节　诊断性手术

第六节　诊断标准与分期

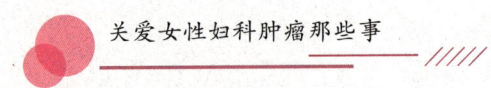

第一节 常见症状

一、宫颈癌有哪些症状？

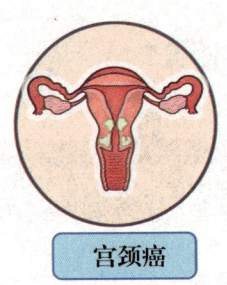

宫颈癌

宫颈癌早期常常没有特殊的症状，在妇科检查时，宫颈外观看似正常，所以容易漏诊。那么，哪些症状应当警惕是宫颈癌呢？主要症状如下：

（1）阴道流血。早期主要表现为性交后出血，中晚期为不规则的阴道出血。出血的情况与肿瘤的类型、病灶的大小、是否侵犯血管有关，一般外生型或侵犯血管的可较早出现阴道出血症状，且出血量大，而内生型出现出血症状较晚。

（2）阴道排液。多数表现为白色或血性分泌物，晚期患者可因肿瘤坏死伴感染，出现脓性恶臭白带或米汤样液体。

如果疾病进展至晚期，可因肿瘤侵犯的范围和累及的器官不同而出现相应的局部或全身症状。如肿瘤压迫膀胱，可出现尿频、尿急症状；压迫直肠，可出现便秘；侵犯直肠，可出现便血；压迫或累及输尿管，可引起少尿、肾积水，甚至尿毒症；还可因肿瘤分泌的一些激素影响全身系统，出现贫血、高钙血症、恶病质、凝血功能障碍等症状。

不同的肿瘤类型，妇科检查结果各不相同：外生型可见息肉样、菜花样隆起，触之质地脆、易出血；内生型可见宫颈肥大、质硬，随着肿瘤进展，可见宫颈赘生物累及阴道壁，使阴道壁变硬，或触及宫颈旁质地变硬、增厚甚至僵硬。

如果发现以上症状，或者在进行妇科检查时有以上体征，需及早就医，同时进行进一步的检查，早发现、早治疗，防癌于早期。

二、子宫内膜癌有哪些症状？

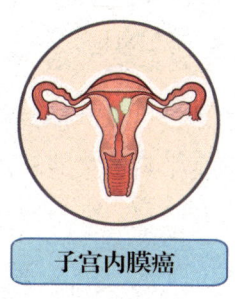

子宫内膜癌

子宫内膜癌患者可有异常的阴道流血和月经紊乱等症状，不同阶段患者的典型症状可能不同。

早期阶段主要表现为不规则的阴道出血，但异常出血量一般不多，有些患者还可伴有少量的血性白带；如患者处于围绝经期，还可表现为月经淋漓不尽、出血性月经紊乱，严重者甚至可出现大量出血。无论处于什么年龄段的女性，只要出现和往常不一样的出血，都应警惕子宫内膜癌的发生。

晚期阶段除了异常阴道流血，还可排出恶臭的脓血样液体。如肿瘤侵袭周围组织或局部压迫神经，还可出现下腹部疼痛和不适，甚至疼痛可放射至下肢或腰骶部。除此之外，肿瘤分泌的一些相关因子可导致贫血、发热、消瘦等恶病质的表现。

在对子宫内膜癌患者进行妇科检查时，早期检查大多正常，晚期如肿瘤侵犯宫颈，可触及僵硬或异常增大的宫颈管；如侵及宫旁韧带，可出现韧带增厚或弹性下降；如侵及卵巢，还可以触及附件肿物；如侵犯周围淋巴结，可触及盆壁肿大或固定的淋巴结。

当然，异常的阴道出血、排液也可出现在其他妇科疾病中，如异常子宫出血、宫颈癌、子宫内膜息肉等，需及时就医，找出原因，及早治疗。

三、卵巢癌有哪些症状？

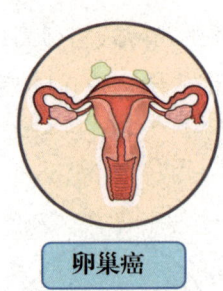

卵巢癌

卵巢癌被称为"沉默的杀手"，病死率逐年上升。原因在于其早期症状不明显，不易被发现；症状不典型，容易被忽略。当出现症状时往往已是晚期，错过了最佳治疗时机。

卵巢肿瘤生长于盆腔深处，早期一般不会出现疼痛或不适，晚期常常因肿瘤分泌的一些激素而出现与肿瘤无直接相关性的临床表现，如发热、血糖异常、电解质紊乱、恶病质等。值得注意的是，晚期卵巢癌患者出现的症状往往与其病理类型有着密切的关系。

卵巢上皮癌的典型症状为阴道异常出血，若合并腹腔积液，可有下腹部不适、腹胀、盆腔坠胀或食欲下降等症状；如出现局部快速进展，容易压迫膀胱，早期可出现尿频、尿急，后期压迫输尿管甚至可出现少尿（24小时小便量＜400毫升）的症状。卵巢上皮癌容易转移至胸膜造成胸腔积液，出现胸闷、气促、无法平卧的症状。

卵巢恶性生殖细胞肿瘤患者常常会因为"腹胀、腹部触及包块"就诊，如肿瘤内出血、坏死或合并感染可出现发热；如肿瘤增长速度过快或出现肿瘤扭转、破裂，可表现出剧烈腹痛的症状；如出现腹腔积液，可表现为腹胀、下肢水肿、营养不良等症状。

卵巢恶性性索-间质肿瘤多表现为腹部包块或内分泌紊乱，发生于儿童可有假性性早熟的症状，发生于绝经后女性常出现异常阴道流血。如果雄激素分泌过多，还可出现男性化的表现。

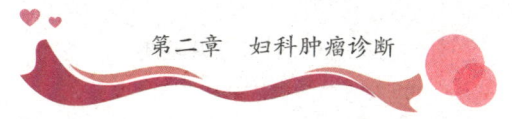

第二章 妇科肿瘤诊断

第二节 检验学依据

一、什么是肿瘤标志物？

在肿瘤的诊断、疗效评估及随访复查时，外周血中的肿瘤标志物检测是不可缺少的检查项目。那么，什么是肿瘤标志物呢？

肿瘤细胞会产生和释放某些物质，这些物质常以抗原、酶、激素等代谢产物的形式存在于肿瘤细胞内或宿主体液中，根据其生化或免疫特性，可以被识别或诊断为肿瘤。简单来理解就是，肿瘤标志物是某些肿瘤细胞上存在或由肿瘤细胞分泌、排出到体液中的物质，可大致分为肿瘤细胞表达物和肿瘤细胞分泌物两类。临床上，抽血检测的血清肿瘤标志物就是肿瘤细胞分泌物。

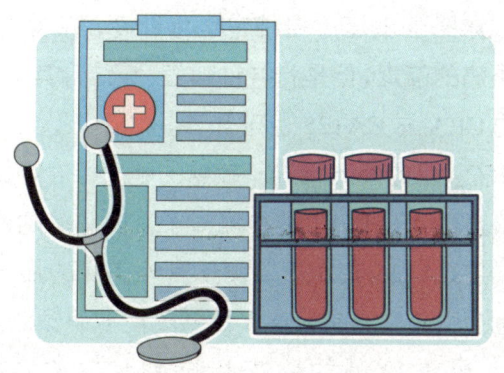

肿瘤细胞在发生和发展过程中会产生这些分泌物，这些物质往往是糖蛋白，可以通过实验室检查测出。相较于影像学检查，血清肿瘤标志物可以更早、更灵敏地反映出肿瘤的生长和增生情况，一些肿瘤在很小的时候就可以分泌相关的糖蛋白，从而体现为肿瘤标志物升高。大部分情况下，血清肿瘤标志物的升高程度与肿瘤生长速度成正比，肿瘤生长速度越快，分泌物越多，肿瘤标志物数值越高；反之，肿瘤生长被抑制，其产生分泌物的量也减少，肿瘤标志物数值就越低。肿瘤标志物的变化可以直观反映抗肿瘤治疗的疗效,治疗有效时肿瘤标志物往往会明显下降;反之,则提示治疗效果不佳,需要更改治疗方案。

虽然肿瘤标志物不如影像学诊断可靠,准确性也较低,往往需要同时检验几个标志物,动态观察其变化,并结合其他临床表现才能对肿瘤的发生和发展做出准确的判断,但是,其在临床上对原发肿瘤的发现、肿瘤高危人群的筛选、良恶性肿瘤的鉴别、肿瘤发展程度的判断、肿瘤治疗效果的观察和评价及肿瘤复发和预后的预测等仍具有重大作用。

二、哪些血清肿瘤标志物与妇科肿瘤相关?

与妇科肿瘤相关的肿瘤标志物有哪些呢?

(1)宫颈癌。检测的肿瘤标志物包括鳞状上皮细胞癌抗原(SCC)、细胞角蛋白19片段(CYFRA21-1)、CA125、CEA。宫颈癌的病理类型绝大部分为鳞癌,占85%~90%,SCC和CYFRA21-1是鳞癌的标志物,所以这2项指标与宫颈癌最为相关。但需注意,SCC和CYFRA21-1在肺癌、头颈部恶性肿瘤、食管癌或尿路上皮癌等瘤种中也可升高,故需结合影像学诊断。CEA可用于早期宫颈癌的筛查,但是特异性较差,需结合其他肿瘤标志物判断。部分宫颈腺癌患者的CEA与CA125也可升高。

(2)子宫内膜癌。目前尚无特异、敏感的肿瘤标志物用于子宫内膜癌的诊断与随访。人附睾蛋白4(HE4)的检测对子宫内膜癌的诊断和预后预测可能有一定的参考价值;CA125有助于监测子宫外病变的临床治疗效果,但一些炎性或放射损伤也会引起其异常升高,故并不能准确预测。

(3)卵巢癌。最常检测的肿瘤标志物包括CA125、HE4、CEA、CA199。80%~90%的卵巢上皮癌,尤其是浆液性腺癌,血清CA125可明显升高(正常值上限为35单位/毫升),且随着疾病的进展或好转而升高或降低。CA125是卵巢癌诊断、病情监测和疗效判断极其重要的指标。HE4在早期卵巢癌的诊断中敏感性高于CA125,其特异性强(在卵巢癌组织中高表达,而在癌旁组织中不表达),所以临床上通过联合检测CA125和HE4(ROMA指数),可以提高卵巢癌的检出率。CEA、CA199在卵巢黏液腺癌、未成熟畸胎瘤中可升高，但也常见于消化道肿瘤，因此需鉴别诊断，必要时可行胃肠镜进一步明确。

血清肿瘤标志物在肿瘤早期筛查中具有一定的局限性，最佳的肿瘤标志物联合检测可以提高诊断敏感性和特异性，提高肿瘤筛查的准确率。

ROMA 指数是依据患者绝经与否及血清 CA125 和 HE4 这 2 个肿瘤标志物建立的模型，不仅可以评估患者术前盆腔肿块的良恶性风险，还可辅助评估绝经前和绝经后妇女患卵巢癌的风险。

对于绝经前妇女，ROMA 值 ≥ 11.65% 为患卵巢癌高风险组，ROMA 值 < 11.65% 为低风险组；而对于绝经后妇女，ROMA 值 ≥ 31.76% 为患卵巢癌高风险组，ROMA 值 < 31.76% 为低风险组。

第三节　病理学诊断

一、什么是 TCT？哪些人需要做 TCT？

TCT 学名为液基薄层细胞学检查，主要对宫颈细胞进行检查以判断宫颈病变，是目前常用的筛查宫颈细胞是否有异型增生的检测方法。

医师会先用窥阴器打开阴道，暴露宫颈，再用特制的小刷子刷取一些宫颈上皮细胞，病理科医师会在显微镜下查看这些细胞到底有没有异常形态。HPV 检测和 TCT 检查的流程大致一样，所以在诊室中可以一次性完成 2 种检查，避免患者多次重复检查。

TCT 检查 +HPV 检测现已被联合用于宫颈癌的早期筛查。对于 HPV 高危型感染者或者多次复查均有 HPV 感染的人群，需要做 TCT 检查，以明确是否有细胞病变。

做 TCT 检查时最好避开月经期，24 小时内禁止性生活、盆浴和阴道上药等，以免影响检查结果。

二、什么是分段诊刮术？哪些情况下需要进行分段诊刮术？

分段诊刮术即将子宫假想为两段——宫颈段和宫腔段，医师用一个小刮匙先在宫颈管搔刮一圈，取出组织；再进入宫腔搔刮一圈，取出宫腔内的组织。通过这样的方法，可以得到宫颈和宫腔2个部位的刮出物，将这2个部位的组织分别送病理学检查，就能明确宫颈管及子宫内膜的情况。分段诊刮术主要用于诊断宫颈癌、子宫内膜癌和其他子宫内膜疾病。

如果女性出现长期且药物治疗难以纠正的月经紊乱、异常出血，或者检查发现子宫内膜、宫颈管有占位性病变，就可以使用分段诊刮术明确有没有子宫颈或者子宫内膜病变。

分段诊刮术属于妇产科手术的一种，术后2周需要禁止性生活及盆浴，保持外阴清洁，必要时还需要口服抗生素预防感染的发生。如果术后有腹痛或者出血过多的情况，需要及时就医。

三、何为"不典型增生"？何为"癌前病变"？

很多患者在进行TCT、宫腔镜或阴道镜检查后，病理报告上会被诊断为"不典型增生"，这是什么意思呢？

不典型增生又称异型增生，指的是上皮细胞的异常增生，主要表现在细胞形态与正常细胞有一定程度的不同，包括细胞的大小不一、形态不等、排列紊乱、核大深染、核分裂象多（但不是病理性核分裂象）等。根据与正常细胞不同的程度，分为轻度、中度和重度3个级别。如子宫颈的鳞状上皮细胞不典型增生可分为：异型上皮细胞累及上皮全层下1/3为轻度（Ⅰ级），累及上皮全层下2/3为中度（Ⅱ级），累及全层上皮的2/3以上为重度（Ⅲ级）。

癌症的发生和发展过程包括癌前病变、原位癌及浸润癌3个阶段。通俗来讲，癌前病变指的是继续发展下去具有癌变可能的某些病变，如上皮内瘤样病变等。

近年来，上皮内瘤（IN）的概念已被普遍接受。即将Ⅰ、Ⅱ和Ⅲ级不典型增生分别称为IN-Ⅰ、IN-Ⅱ和IN-Ⅲ级，如子宫颈上皮内瘤（CIN）、外阴上皮内瘤（VIN）等。癌前病变在专业上被称为上皮内瘤变，目前来说，Ⅰ级上皮内瘤变属于低级别，Ⅱ、Ⅲ级上皮内瘤变为高级别，属于癌前病变。当然，Ⅲ级上皮内瘤变也包括原位癌。

所以，上皮内瘤变不等于癌，只有高级别上皮内瘤变才需要积极治疗。但是低级别的也不能掉以轻心，需要定期复查。

四、如何理解病理报告中的"高、中、低分化"？

临床上，妇科肿瘤患者术后是否需要做进一步的治疗，是由术后病理及分期决定的。大多数妇科肿瘤患者都很重视术后病理结果，因为术后的病理能清楚地告诉患者究竟是不是得了肿瘤，是良性还是恶性，是什么类型，是早期还是晚期等。细心的患者及家属一定会注意到，病理报告上时常出现"高分化""中分化"，或"非分化""未分化"等关于分化的字眼，那"分化"是什么意思呢？究竟是高分化好，还是低分化好？

人体的各种细胞来源于胚胎时期的原始干细胞，这些干细胞在发育过程中逐渐成熟，并逐渐发育成不同组织、不同功能的细胞，这个过程叫作分化。例如，干细胞可以分化为子宫上皮细胞，组成子宫内膜；也可以分化为肌细胞，构成子宫的肌层；还会分化成神经细胞，参与神经反应等。通过分化，细胞在形态、功能、代谢等各方面都展现出各自的特点，并发挥不同的作用。

肿瘤有一个特点就是肿瘤细胞的"异常分化"，就是说某个部位的肿瘤细胞与原本这个部位的正常细胞存在不同程度的差异。分化程度越高，说明肿瘤细胞越类似于相应的正常细胞。反之，分化程度越低，说明肿瘤细胞与正常细胞越不一样，偏离正常细胞越远，恶性表现越多。

所以，针对肿瘤细胞的分化而言，高分化肿瘤好于中分化肿瘤，中分化肿瘤好于低分化肿瘤。但是评估妇科肿瘤的性质及预后，还需结合更多的临床及病理学指标，包括肿块大小、淋巴结转移情况及是否有远处转移等。

五、什么是基因检测？妇科肿瘤患者需要做基因检测吗？

肿瘤的发生和发展是多种基因参与、多步骤、多阶段的过程，对于肿瘤患者来说，每一位患者的基因信息都大不相同。很多人都知道肺癌或乳腺癌患者通过基因检测，选择性地使用靶向药物，已取得了很不错的治疗效果。那么，什么是基因检测，妇科肿瘤患者需不需要做基因检测呢？

基因检测是一项利用患者的血液、体液或者其他组织和细胞等生物样本进行 DNA 检测的技术。最初，基因检测被发现可以用来研究肿瘤与基因的关系，从而筛选出高危人群，做到早发现、早预防、早诊断、早治疗。随着对肿瘤相关基因的研究及对药物的开发，人们发现根据从患者肿瘤组织或者穿刺液中提取的 DNA 结果，使用针对异常或突变基因的靶向药物，可以做到个体化治疗，且疗效显著。

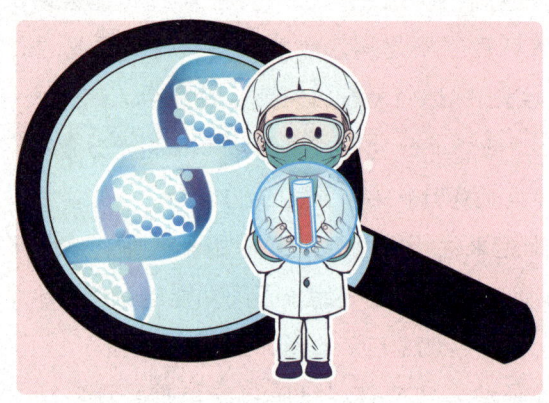

目前很多恶性肿瘤都有靶向治疗药物可以选择，妇科肿瘤也不例外。针对妇科肿瘤的基因检测也被写入相关指南，并且为患者的诊断、预后及药物选择提供了依据。对于宫颈癌患者，指南推荐进行 PD-L1、NTRK、MSI/MMR 检测；对于子宫内膜癌患者，指南推荐检测 HER-2、TP53、POLE、MMR；对于卵巢癌患者，指南推荐检测 BRCA1/2 等 HRD 基因、NTRK、MSI/MMR。妇科肿瘤的相关基因检测及相应药物治疗，可以给部分维持治疗患者或者晚期、复发、难治的患者带来希望，可让患者获益。

六、如何理解基因检测中的"BRCA 突变"？

对于卵巢癌，经常会看到基因检测报告里提示"BRAC 突变"。那么，"BRAC 突变"到底是什么意思呢？

1990 年，研究者发现了一种直接与遗传性乳腺癌有关的基因，并将其命

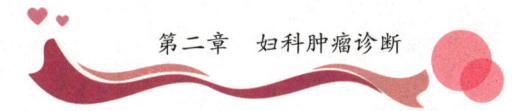

名为乳腺癌 1 号基因,英文简称为 BRCA1;1994 年,研究者又发现另一种与乳腺癌有关的基因,称其为 BRCA2。BRCA1/2 是具有抑制恶性肿瘤发生作用的基因,简称"抑癌"基因。它们在人体内的功能十分重要,主要是对细胞 DNA 的损伤进行修复,使细胞能进入正常程序,进行周期性的分裂、生长和死亡,防止细胞周期失控,避免细胞向生长速度极快的恶性细胞发展。

但是,如果 BRCA1/2 基因发生了突变,也就是基因的结构发生了改变,其正常抑制肿瘤生长的功能就会受到影响,主要体现在对细胞 DNA 的修复能力下降,造成染色体异常分裂、复制,最终无法使正常细胞恢复有序的"生""老""病""死",取而代之的是无休止的生长,最终导致肿瘤的发生和发展。

所以,基因检测报告结果显示"BRCA1/2 突变",就说明患者体内肿瘤的生长极有可能是由于 BRCA 的功能出现了问题,BRCA1/2 突变是卵巢癌发生的重要危险因素之一。

部分卵巢上皮性癌存在 BRCA1/2 胚系或体系突变。胚系突变又称生殖细胞突变,是来源于精子和卵子等生殖细胞的突变,通常身体上所有细胞都携带该突变,也就是"从娘胎里带出来的突变";体系突变又称获得性突变,是指在生长、发育过程中或者在环境影响下后天获得的突变,通常只有部分细胞携带。

七、什么是 HRD 检测?哪些患者需要做 HRD 检测?

人体细胞每天都会遭受内源性或外源性损伤,而细胞中的 DNA 可以通过多种机制来改变和修复这些损伤。其中,DNA 双链损伤最重要的修复方式是 DNA 同源重组修复(HRR)。HRR 是一条涉及多个基因、多个步骤的复杂通路,其中有很多重要的 HRR 相关基因,包括 BRCA1/2、ATM、RAD51、CDK12 等。如果这些基因存在突变或其他问题,都会引起 HRR 的功能异常,也就是同源重组修复缺陷(HRD),导致基因组不稳定,从而使细胞凋亡。HRD 检测就是通过对血液、分泌物、肿瘤组织标本中的 BRCA1/2 及其他 HRR 相关基因的不稳定性状态进行评分,判断是否存在 HRD。

除了 HRR 对 DNA 双链的修复，多腺苷二磷酸核糖聚合酶（PARP）也是 DNA 损伤修复的重要机制，不同的是，PARP 负责 DNA 单链的损伤修复。2 种修复机制中的一种机制发生障碍时，另一种机制可以代偿修复，如果这 2 种 DNA 损伤修复能力都受到抑制，则可能促进细胞凋亡。肿瘤患者如果存在 HRD，同时使用 PARP 抑制剂，可以使 2 种 DNA 损伤修复途径均出现障碍，那么肿瘤细胞就会凋亡。

那么，哪些肿瘤患者需要做 HRD 检测呢？研究表明，我国乳腺癌患者中有 5.3% 携带 BRCA1/2 突变，其中三阴性乳腺癌中 HRD 突变频率为 16%；在高级别浆液性卵巢癌中，HRD 的比例高达 53.5%。除了乳腺癌和卵巢癌外，HRD 还存在于前列腺癌、胰腺癌、肝癌等多个癌种中。所以，以上癌种的患者如果有条件都需要做 HRD 检测，看是否有使用 PRAP 抑制剂的可能。

八、什么是 PD-L1、错配基因修复、微卫星不稳定、TMB？

自从 2017 年 PD-1 抗体获批用于治疗一些实体肿瘤后，越来越多的患者看到肿瘤免疫治疗的希望，并从中获益。但不是每个人都适合 PD-1/PD-L1 抗体免疫治疗。在治疗前，需要检测 PD-L1、错配基因修复、微卫星稳定状态、TMB 等各项指标。那么，这些指标都是什么意思，与免疫治疗有什么关系呢？

（1）PD-L1（程序性细胞死亡蛋白 -1 配体）。PD-L1 在多种肿瘤细胞中均有上调表达，可以与 T 淋巴细胞（杀伤肿瘤的免疫细胞）上的 PD-1 结合，抑制 T 淋巴细胞增生和活化，使 T 淋巴细胞处于失活状态，无法发挥抗肿瘤作用。也就是说，检测到肿瘤细胞 PD-L1 表达越高，T 淋巴细胞活性被抑制的概率就越大，使用抗 ro-1/PD-L1 的免疫治疗就越能解除这个抑制状态，抗肿瘤效果越好。

（2）错配基因修复（MMR）。人类细胞 DNA 在不断复制的过程中总会出现核苷酸错误整合的情况，但可以被错配基因修复，防止子代细胞基因发生突变，这种机制称为错配修复。发挥修复错配基因功能的基因及相关蛋白主要包括 MLH1、MSH2、MSH6 和 PMS2 这 4 个，其中，MLH1 和 PMS2

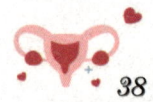

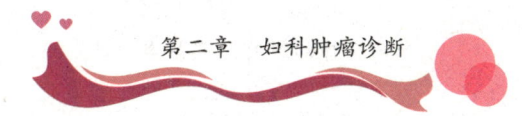

是一个复合体，MSH2 和 MSH6 是一个复合体，而 MLH1 和 MSH2 是 2 个复合体内的主要功能蛋白。MMR 有 2 种状态：MMR 缺失（dMMR）和 MMR 正常（pMMR）。

（3）微卫星不稳定（MSI）：是指与正常组织细胞的 DNA 相比，肿瘤细胞的基因组 DNA 中核苷酸组成的重复序列的长度发生了改变，最后表现为肿瘤组织与其相应的非肿瘤组织 DNA 结构性等位基因的大小发生变化。MSI 分为高度不稳定（MSI-H）、低度不稳定（MSI-L）和稳定（MSS）3 种类型。

MMR 的表达缺失可引起 DNA 复制过程中错配的累积，导致 MSI 的发生，dMMR 表现为高度微卫星不稳定，pMMR 表现为低度微卫星不稳定或微卫星稳定。MMR 蛋白功能缺陷也会导致基因组呈现高突变表型，增加肿瘤发生风险。微卫星的不稳定在很多瘤种中都有发生。DNA 错配修复系统缺失导致大量新抗原出现，可以提高 PD-1/PD-L1 抗体所增强的抗肿瘤 T 淋巴细胞免疫应答，所以 dMMR 或 MSI-H 患者使用 PD-1/PD-L1 抗体的免疫治疗效果会更好。

（4）肿瘤突变负荷（TMB）：指的是肿瘤内存在的突变数。检测的是每百万个碱基中，体细胞基因编码错误、基因插入或缺失、碱基替换的总数。肿瘤的突变数越多，表现在 RNA 或者蛋白水平的"另类"越多，产生的新抗原、"异类"蛋白片段也越多，这样更容易被 T 淋巴细胞识别，从而引起免疫反应。TMB 的高低可以预测 PD-1 抗体免疫治疗的疗效。

PD-L1 的表达主要通过免疫组化方法检测。根据肿瘤比例评分（TPS）进行等级划分，以任意膜 PD-L1 染色强度 TPS ≥ 1% 定义为 PD-L1 表达阳性。

MMR 状态的判定通过免疫组化方法检测癌组织中 MLH1、PMS2、MSH2 及 MSH6 这 4 种蛋白的表达，如果任一蛋白丢失（表达阴性）即认为是 dMMR，如果 4 种蛋白全部阳性表达即认为是 pMMR。

目前 MSI 的检测方法有 3 种：免疫组化（通过判定 MMR 状态对应 MSI 状态），PCR（根据 5 个位点中稳定的个数来判定：5 个位点均稳定为 MSS，1 个位点不稳定为 MSI-L，2 个及以上位点不稳定为 MSI-H），二代基因测序（统计所有不稳定位点及其比例，如果比例超过指定阈值，则判定

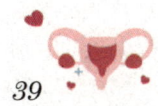

为MSI-H）。研究表明，MSI检测与蛋白水平的MMR检测具有高度关联性。

TMB最常用的检测方法是二代基因测序，妇科肿瘤中每百万碱基中≥10个突变即为高肿瘤突变负荷。

第四节　影像学检查

一、超声、CT、MRI在妇科肿瘤诊断上各有哪些优缺点？

常规妇科肿瘤的影像学检查不仅对临床诊断有重要意义，还对肿瘤的随访评估、疗效监测有着举足轻重的作用。临床上，主要通过影像学上肿块的大小变化来判断肿瘤是否复发或进展，评估治疗效果。

超声对腹腔和盆腔实质脏器和组织有较好的分辨率，对肿块的大小、囊实性、血流及位置有较好的诊断价值，可以清晰地显示子宫内膜及子宫各层、双附件及邻近组织的结构变化，以及肿瘤侵犯的深度、血供等情况，并且具有安全无创、简便、便宜等优点，在临床上应用十分广泛。但B超难以全面评估肿瘤转移的范围，容易受到肠道气体、医师诊断水平、机器型号等的限制。

CT对盆腔肿瘤的位置、形态、数量、大小及病变侵犯的程度均有高密度的分辨功能，还可直观清晰地显示出是否有腹盆腔积液，对妇科肿瘤的诊断有很高的价值，可作为重要的补充检查方法。但CT检查有一定的辐射危害，对软组织的定性有局限性，并且如果正常组织和异常组织呈现的衰减值差异不明显，可能就无法鉴别出肿瘤。

MRI检查具有较高的软组织分辨率，可以清晰地显示子宫各层组织及其周围结构的细节，具有多方位、多序列成像的优势，为病变的显示提供丰富的信息。MRI信号变化与肿瘤细胞成分、变性、纤维组织含量及分布、间质水肿等病理表现有关。通过观察不同组织在影像上的表现差异，可对其组织病理学做出判断，在子宫病变的良恶性鉴别中应作为首选推荐。

二、进行超声、CT 或 MRI 检查时，有哪些注意事项？

超声、CT 或 MRI 是妇科肿瘤筛查、诊断、评估和随访最基本的影像学检查方法，很多患者去做这些检查时常常因为没有做好充分的准备，出现检查延迟、检查不清楚，甚至无法检查的情况，不仅浪费时间和精力，还可能延误治疗或耽误病情。以下介绍不同检查需要注意的事项，避免患者"踩雷"。

由于妇科肿瘤位于盆腔，在做 B 超前最好先排空大便，使肠内无粪块残留。为了避免肠管内容物尤其是气体影响超声检查，应提前 2 小时大量饮水（1000~1500 毫升），使膀胱充盈。如行阴道超声，先要排除无性生活史者。

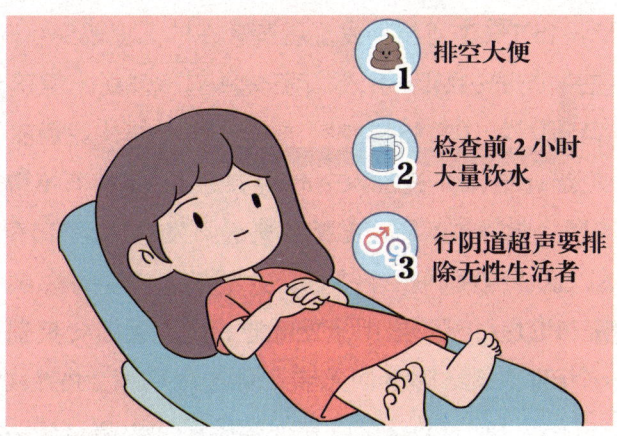

CT 平扫往往不需要提前做准备，如需增强扫描，要先确认患者有无碘造影剂过敏。不同部位的要求不一样，所以要遵医嘱。

MRI 检查前需确认体内无任何金属植入物，如心脏起搏器、手术相关金属植入物、血管钢圈等，其他植入物确定为非磁性物体方可进行磁共振检查。金属宫内节育器也应取出后再进行 MRI 检查，否则会影响图像观察。

如危重或急症患者做检查时，需临床医师陪同。高龄或放化疗期间体力弱的患者最好用轮椅转运，必要时用担架转运，同时检查前应充分休息，避免劳累。

三、什么是 PET-CT，在妇科肿瘤诊断上有什么作用？

PET-CT 全称为正电子发射断层显像/X 线计算机断层成像仪，是一种将功能代谢显像（PET）和解剖结构显像（CT）这2种影像技术有机结合在一起的影像学设备。它是将显像剂氟代脱氧葡萄糖（18F-FDG）注射到人体内，然后采用体外探测仪（PET）探测这些正电子核素在人体各脏器的分布情况，再通过CT技术对这些核素的分布情况进行精确定位。

对于妇科肿瘤，PET-CT能对其进行早期诊断和鉴别诊断，还可以评估肿瘤是否有复发；一些肿物通过CT或者MRI检测后难以判断性质时，PET-CT可以通过检测肿物的代谢水平，协助判断其良恶性。不仅如此，PET-CT还可全面评估肿瘤的播散范围，更加准确地对其进行临床分期。对于一些存在腹膜广泛转移但又散在转移的患者，普通CT或者MRI存在局限性，不容易进行早期诊断，PET-CT可早期发现腹膜散在的高摄取病灶，避免漏诊。

PET-CT是很先进的检查手段，可以快速、直观、准确地掌握妇科肿瘤的全身累及范围，可作为妇科肿瘤的补充检查方法。但其也有局限性。它对一些妇科炎症、结核等良性病变也会存在FDG的高摄取现象，因此可能产生假阳性结果，这种情况需要影像科医师及临床医师仔细判断。PET-CT目前尚未进入医保范围，价格昂贵，并不作为常规的检查手段。

很多人担心PET-CT的辐射剂量问题，其实医师会把辐射剂量控制在目前认为的安全标准之内，避免对患者身体造成伤害。PET-CT的辐射来源于显像剂18F-FDG，18F-FDG可以在很短的时间内自动衰减，而且注射的剂量非常低，在人体可以接受的安全范围之内，多喝水有利于显像剂快速排出体外。

第五节　诊断性手术

一、为什么有些卵巢癌患者需要做胃肠镜检查？

很多患者疑惑，检查时发现卵巢上有可疑的肿瘤，已经考虑卵巢癌的可

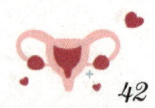

能，为什么医师往往会建议完善胃肠镜检查呢？

其实，做胃肠镜的目的是排除转移性肿瘤的可能。很多胃肠道恶性肿瘤常常没有任何症状，而是以转移到卵巢或盆腔的肿块为主要表现，容易误诊为原发性卵巢癌。这种情况并不少见。转移性卵巢肿瘤（通常所说的 Krukenberg 瘤）占所有卵巢恶性肿瘤的 10%~25%，其中胃肠道来源的占所有转移性卵巢肿瘤的 67%。临床上遇到过患者已在外院做完卵巢肿瘤切除手术，为了进一步治疗，检查却发现是消化道来源的恶性肿瘤。转移至卵巢上的肿瘤，其治疗方法和治疗手段与原发性卵巢癌是完全不一样的，所以如果发现卵巢有肿瘤并怀疑是卵巢癌，尤其是双侧的实性肿物时，要提高警惕，需要加做胃肠镜检查以排除大部分的卵巢转移癌。

那么，是不是胃肠镜未查出恶性病变，就可以排除卵巢转移癌了呢？答案是：并不一定。因为还有部分卵巢转移癌可能来自乳腺癌、胰腺癌、子宫内膜癌或阑尾癌等，这些原发恶性肿瘤通过胃肠镜并不能被发现，所以还需要常规的肿瘤标志物、影像学检查对卵巢转移癌进行辅助诊断。当然，最终卵巢转移癌的确诊需要依靠组织病理学检查，必要时通过免疫组化来进一步验证。

二、什么是宫腔镜检查/手术？

宫腔镜是利用一套照明、成像、动力能源系统，在应用膨宫介质扩张子宫腔的状态下，通过插入宫腔的光导玻璃纤维内镜直视观察子宫颈管、子宫颈内口、子宫腔及输卵管开口的生理与病理变化，以便针对病变组织直观、准确地取材并送病理检查。也可直接在宫腔镜下进行手术治疗。简而言之，就是向宫腔内注入特定介质，使其充分膨胀以提供观察视野和操作空间，在宫内摄像头的引导下进行操作，患者痛苦小、术后效果好、恢复快。

宫腔镜检查适应证：不规则子宫出血；原因不明的不孕或反复流产；宫颈、子宫畸形或宫腔粘连（包括宫颈粘连）；宫腔内异物和宫内节育器异常；可疑妊娠物残留；宫腔影像学检查；宫腔镜术后相关评估；阴道排液或幼女阴道异物；影像学检查提示宫颈或宫腔内占位病变（可疑宫颈肌瘤、黏膜下子宫肌瘤、宫颈息肉和子宫内膜息肉）；子宫内膜癌、宫颈癌可在宫腔镜下取活检，观察癌变的分布和深度，制订治疗方案；行输卵管通液术、输卵管粘堵术等。

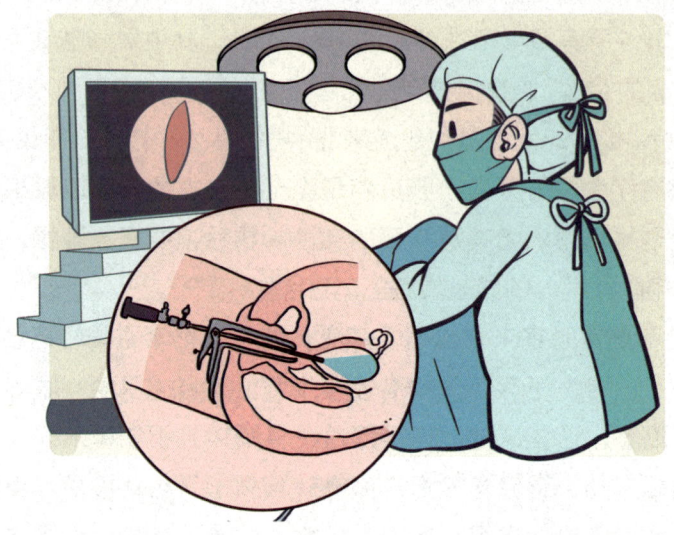

宫腔镜手术适应证：子宫内膜息肉，子宫黏膜下肌瘤及部分影响宫腔形态的肌壁间肌瘤，宫腔粘连，纵隔子宫，子宫内膜切除，宫腔内异物取出，宫腔镜引导下输卵管插管通液、注射药物及绝育术。

第六节　诊断标准与分期

一、合格的妇科肿瘤筛查应该怎么做？

随着生活方式的改变，肿瘤逐渐"逼近"年轻人。平常所说的肿瘤筛查，就是为了早发现、早治疗，将肿瘤扼杀在早期阶段，因为早期肿瘤治疗后生存率远远高于晚期，预后也明显好于晚期。那么，合格的妇科肿瘤筛查应该做些什么呢？

（1）妇科检查。盆腔检查（包括双合诊和三合诊）可及早、初步发现附件或盆腔肿瘤，判断宫颈有无异常。如触及宫颈不规则隆起、肥大、质硬、易出血，或阴道壁变硬、增厚甚至僵硬，需警惕宫颈癌的可能；如触及宫颈管僵硬或异常增大、宫旁韧带增厚或弹性下降，甚至还可触及附件的肿物或盆壁肿大固定的淋巴结，需警惕子宫内膜癌的可能。卵巢恶性肿瘤患者往往可发现其腹部膨隆，或可触及腹部包块。

（2）高危型 HPV 检测 + 宫颈液基细胞学检查。作为精准的宫颈癌筛查手段，可通过 HPV 检测，发现高风险人群和 HPV 感染者。对于 25~64 岁妇女，以 HPV 检测作为第一步，先进行含 16、18 分型的 HPV 检测，再进行细胞学检查。如 HPV 为阴性，常规筛查即可；如其他 12 种高危型 HPV（+），行宫颈液基细胞学检查；若细胞学检查结果为阴性，12 个月后随访；若细胞学单独筛查结果为非典型鳞状细胞（ASC-US），转诊阴道镜检查；对于 HPV16/18（+），直接转诊阴道镜检查。宫颈癌病因明确，筛查方法较为简便，筛查能有效降低病死率，故可采取普查方式。

（3）妇科超声。对于有异常阴道出血症状的绝经后妇女，通过经阴道超声来测量子宫内膜厚度和评价子宫腔的情况；对于无异常阴道出血的绝经后妇女，经阴道超声检查价值有限，对子宫内膜癌的筛查敏感性差。所以，子宫内膜癌的筛查是针对高危人群，如绝经后、有异常阴道出血、使用激素和存在某些遗传病（Lynch 综合征）者。对于 Lynch 综合征家族成员，推荐从 25~35 岁开始，每年进行 1 次阴道超声检查，必要时行子宫内膜取样活检。

（4）妇科超声 + 肿瘤标志物。这是目前最常采用的卵巢癌筛查模式。阴道超声能准确测量卵巢的大小，发现盆腔检查无法发现的小包块。CA125 可作为早期检测卵巢上皮癌的标志物，通常将血清 CA125＞35 单位/毫升定为阳性参考值，CA125 的增长趋势及增长速度更能预测卵巢癌的发生风险。其他如人附睾蛋白 4（HE4）、CA153、CA724、癌胚抗原（CEA）等也可作为卵巢癌筛查指标，但其敏感度不及 CA125。由于卵巢癌早期无特异症状，筛查有效率较低，所以筛查主要是针对有高风险因素的人群。

近年来国外多中心研究表明，利用 CA125 和 HE4 的检测值建立的卵巢

关爱女性妇科肿瘤那些事

癌风险预测模型(ROMA),可用于评估绝经前和绝经后盆腔肿瘤妇女患有上皮细胞性卵巢癌的风险。ROMA指数是将CA125和HE4的血清浓度与患者绝经状态相结合的评估模型,其值取决于CA125、HE4的血清浓度、激素和绝经状态。研究显示,对于绝经前的患者,ROMA指数诊断卵巢癌的敏感性平均为76.0%(70.2%~81.0%),特异性约为85.1%(80.4%~88.8%),而在绝经后的患者中,其敏感性约为90.6%(87.4%~93.0%),特异性约为79.4%(73.7%~84.2%)。

二、什么是妇科肿瘤诊断的"金标准"?

临床上,通常通过患者的症状(自己主观感受到的身体变化)、体征(医师通过看、听、触等发现患者身体的变化)、实验室检查(血常规、肝肾功能及最重要的肿瘤标志物等)及辅助影像学检查(B超、CT、MRI、PET-CT、胃肠镜等)来诊断妇科恶性肿瘤。但有了这些就可以给妇科肿瘤定"性质"了吗?其实不然。因为任何恶性肿瘤的确诊都需要组织病理学诊断,妇科肿瘤也不例外,病理才是诊断妇科肿瘤的"金标准"。

很多疾病都有相似的症状,怎么去鉴别到底是哪种疾病引起的呢?肿瘤标志物对肿瘤的来源有一定的提示作用,但敏感性和特异性均不能达到100%;影像学检查的飞速进步,也只能做到对疾病的定位或半定性诊断。但是病理学检查则不同,它可以通过组织细胞的形态特征和特定分子表型来确定疾病的性质和来源,明确病变究竟是炎性疾病还是肿瘤,是良性肿瘤还是恶性肿瘤,甚至是哪种类型的肿瘤等,这才是最本质、最精准的诊断。根据病理类型、病理特点及免疫组化,医师才可以有的放矢,制订精准的治疗方案。

当然,对肿瘤的诊断除了"金标准"外,还需要结合患者的症状、体征及各项辅助检查。因为病理诊断是一项依赖经验积累的工作,不同水平医院的病理科及病理医师可能对疾病的判断有一定的差异。另外,组织标本的取材及切片均属小部分取材,最终在镜下见到的仅是病变的极小部分,因此有时不能代表整个病变。当临床医师发现病理诊断和临床诊断不一致时,有必要重新获取病理标本进行诊断或通过更高级别医院病理科的病理会诊进一步核实。因为不同的病理诊断会导致治疗方案大不相同，只有准确的病理诊断，才能让患者接受最合理的治疗方案，从而获益。

合格的病理报告应该包含显微镜下所见（HE 染色、肿瘤的形态及肿瘤相关因子的表达情况）及病理诊断结果（肿瘤来源、病理类型及全面的免疫组化）。

三、妇科肿瘤是如何分期的？

对妇科肿瘤进行分期，可以准确、全面、客观地评估患者体内恶性肿瘤的发生情况，根据不同的分期，临床医师可以有针对性地对各期肿瘤进行标准化治疗。TNM 分期系统是目前国际上最为通用的肿瘤分期系统，由美国癌症联合委员会（AJCC）和国际抗癌联盟（UICC）共同组织编写，被全世界广泛接受和使用。在妇科肿瘤中，宫颈癌、子宫内膜癌除了 TNM 分期外，还参考国际妇产科联盟（FIGO）的 FIGO 分期，卵巢癌的分期则采用 FIGO 的手术病理学分期。

TNM 分期系统基于以下三方面的评估：T（"肿瘤"一词的英文"Tumor"的首字母）代表原发肿瘤的情况，描述肿瘤的大小、侵犯范围等；N（"淋巴结"一词的英文"Node"的首字母）代表是否存在肿瘤邻近区域淋巴结转移及区域淋巴结累及的程度；M（"转移"一词的英文"Metastasis"的首字母）代表是否存在原发病灶以外的其他器官、部位的远处转移，包括区域淋巴结之外的其他部位的淋巴结转移。这三方面内容加上不同的数字表明恶性病变的程度，如 T 的分级包括 X、1、2、3、4，N 的分级包括 X、0、1、2，M 的分级包括 0、1。其中"X"表示不清楚或不能确定。T、N 分级的数字越大，说明相应原发灶或淋巴结的受累程度和范围越大；M1 与 M0 分别代表有和无远处转移。将 T、N、M 结合起来，可以较好地反映肿瘤在体内的状况。它们三者的不同组合如 T2N0M0、T4N2M1 等，预示着 I~Ⅳ不同的分期，也提示病情的早、中、晚期。临床医师可以根据不同的分期，决定后续能让患者最大限度获益的治疗方案。

子宫内膜癌的分期如下所述。

1. 病理分期

2023 年 FIGO 子宫内膜癌手术病理分期

分期	肿瘤范围、组织学表现
Ⅰ 期	**局限于子宫体**
Ⅰ A	非侵袭性组织学类型（即低级别 EEC），局限于子宫内膜，侵犯肌层＜ 1/2，无或局灶性 LVSI
Ⅰ A1	低级别 EEC 局限于子宫内膜
Ⅰ A2	低级别 EEC 侵犯肌层＜ 1/2，无或局灶性 LVSI
Ⅰ A3	低级别 EEC 局限于子宫和单侧卵巢内
Ⅰ B	非侵袭性组织学类型（级别 EEC）侵犯肌层≥ 1/2，无或局灶性 LVSI
Ⅰ C	侵袭性组织学类型局限于内膜息肉或局限于子宫内膜
Ⅱ 期	**侵犯子宫颈间质但无子宫外延伸，或伴大量的 LVSI，或侵袭性组织学类型伴肌层侵犯**
Ⅱ A	非侵袭性组织学类型，侵犯子宫颈间质
Ⅱ B	非侵袭性组织学类型，伴大量 LVSI
Ⅱ C	侵袭性组织学类型，累及任何子宫肌层
Ⅲ 期	**任何组织学亚型肿瘤的局部和（或）区域扩散**
Ⅲ A	直接侵犯或转移至浆膜层和（或）附件
Ⅲ A1	扩散至卵巢或输卵管（符合 Ⅰ A3 期标准除外）
Ⅲ A2	累及子宫浆膜下层或通过子宫浆膜扩散
Ⅲ B	转移或直接扩散到阴道和（或）宫旁或盆腔腹膜
Ⅲ B1	转移或直接扩散到阴道和（或）宫旁
Ⅲ B2	转移到盆腔腹膜
Ⅲ C	转移到盆腔或腹主动脉旁淋巴结，或同时转移
Ⅲ C1	转移到盆腔淋巴结
Ⅲ C1i	微转移
Ⅲ C1ii	宏转移
Ⅲ C2	转移到腹主动脉旁淋巴结，伴或不伴盆腔淋巴结转移
Ⅲ C2i	微转移
Ⅲ C2ii	宏转移
Ⅳ 期	**扩散到膀胱黏膜和（或）小肠黏膜和（或）远处转移**

续表

分期	肿瘤范围、组织学表现
ⅣA	侵犯膀胱黏膜和（或）小肠/直肠黏膜
ⅣB	盆腔外的腹腔腹膜转移
ⅣC	远处转移，包括转移到肾血管上方的任何腹腔外或腹腔内的淋巴结、肺、肝、脑或骨

宫颈腺体受累为Ⅰ期，不再按照以前的分期作为Ⅱ期。腹腔积液细胞学阳性应单独报告，不改变分期。

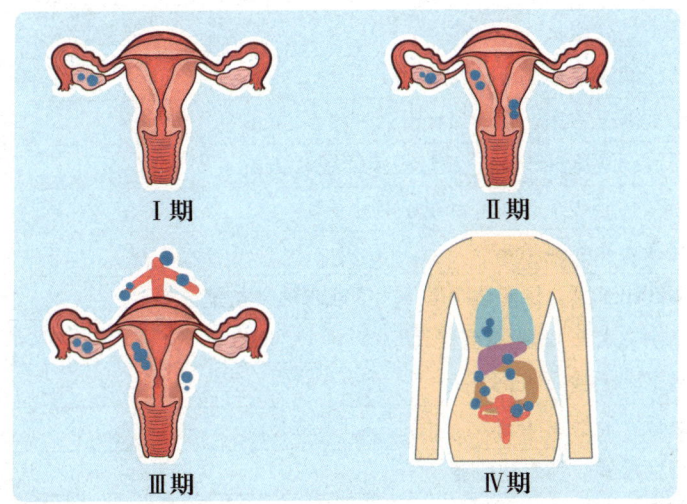

2. 临床分期

2023年FIGO子宫内膜癌临床分期

分期	特征
Ⅰ期	癌瘤局限于宫体
ⅠA期	子宫腔长度≤8厘米
ⅠB期	子宫腔长度＞8厘米
Ⅱ期	癌瘤累及子宫颈
Ⅲ期	癌瘤弥散于子宫体外，盆腔内（阴道、宫旁组织可能受累，但未累及膀胱、直肠）
Ⅳ期	癌瘤累及膀胱或直肠，或有盆腔外的弥散

宫颈癌可通过直接蔓延转移到宫旁、阴道、子宫和邻近器官（即膀胱和直肠），也可通过淋巴管转移到区域淋巴结，即闭孔、髂外、髂内淋巴结，然后再到髂总和主动脉旁淋巴结。晚期还可通过血行途径转移至肺部、肝脏和骨骼等远处器官。原 FIGO 分期主要基于临床检查，FIGO 妇科肿瘤委员会对分期进行了修订，纳入影像学或病理证据，形成了 2018 分期（见下表）。

宫颈癌的临床分期（FIGO 2018 年分期）

分期	肿瘤范围、组织学表现
Ⅰ期	宫颈癌局限在子宫（扩展至宫体将被忽略）
ⅠA	镜下浸润癌，间质浸润深度≤5mm
ⅠA1	间质浸润深度＜3mm
ⅠA2	间质浸润深度≥3mm，＜5mm
ⅠB	肿瘤局限于宫颈，镜下最大浸润深度＞5mm
ⅠB1	间质浸润深度＞5mm，癌灶最大径线≤2cm
ⅠB2	癌灶最大径线＞2cm，≤4cm
ⅠB3	癌灶最大径线＞4cm
Ⅱ期	肿瘤超出子宫，但未达阴道下1/3 或未达骨盆壁
ⅡA	累及阴道上2/3，无宫旁浸润
ⅡA1	癌灶最大径线＜4cm
ⅡA2	癌灶最大径线≥4cm
ⅡB	有宫旁浸润，但未达盆壁
Ⅲ期	肿瘤累及阴道下1/3 和（或）扩展到骨盆壁和（或）引起肾盂积水或肾无功能和（或）累及盆腔和（或）腹主动脉旁淋巴结
ⅢA	肿瘤累及阴道下1/3，没有扩展到骨盆壁
ⅢB	肿瘤扩展到骨盆壁和（或）引起肾盂积水或肾无功能
ⅢC	不论肿瘤大小和扩散程度，累及盆腔和（或）腹主动脉旁淋巴结［需注明 r（影像学）或 p（病理）证据］
ⅢC1	仅累及盆腔淋巴结
ⅢC2	腹主动脉旁淋巴结转移（无论有无盆腔淋巴结转移）
Ⅳ期	肿瘤侵犯膀胱或直肠黏膜（病理证据）或肿瘤播散超出真骨盆
ⅣA	肿瘤侵犯膀胱或直肠黏膜
ⅣB	肿瘤播散至远处器官

第三章 妇科肿瘤治疗

第一节　诊疗原则与治疗方式

第二节　手术治疗

第三节　放射治疗

第四节　化学治疗

第五节　靶向治疗

第六节　免疫治疗

第七节　并发症的处理

第八节　复发的处理

第一节　诊疗原则与治疗方式

一、感染HPV需要治疗吗？

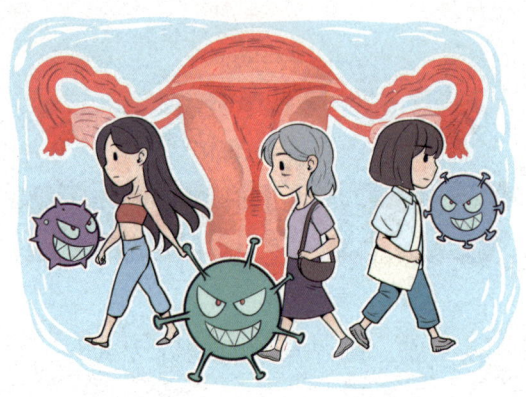

自从人们发现宫颈癌与HPV（即人乳头状瘤病毒）感染有关后，HPV这种病毒就越来越被重视。那么，感染了HPV该怎么办呢？需要治疗吗？首先需要知道，HPV是一个大家族，有上百种亚型，根据致癌率的高低，又把这些亚型分为高危型和低危型，通常说的16、18、33、56、58等都属于高危型，这些亚型有一定概率引发癌症，而像6、11等低危型则主要以诱发疣状病变或低度上皮内瘤变为主。

HPV分型及相关疾病

HPV	亚型	相关疾病
高危型	16、18、26、31、33、35、39、45、51、52、53、56、58、59、66、68、73、82等	外生殖器癌、宫颈癌，高度外阴、宫颈上皮内瘤变，其他部位恶性病变等
低危型	6、11、40、42、43、44、54、61、70、72、81、83	外生殖器和皮肤肿瘤，低度外阴、宫颈等上皮内瘤变，其他部位的疣类病变和低度上皮内瘤变等

其实，HPV 感染十分常见，绝大多数女性一生中都曾一过性感染 HPV，只有少数女性存在 HPV 感染时间过长或感染为高危亚型才会导致癌前病变甚至癌症的发生。从这里可以看出，判断 HPV 感染是否需要治疗，应根据 HPV 感染的亚型、感染的时间及是否造成了细胞异型增生来综合考量。

二、多学科协作诊疗有何意义？

多学科协作诊疗（MDT）是以患者为中心的多学科治疗模式，是由多个相关科室相互协作，对患者的诊疗进行决策，通过集体讨论的形式制订最佳治疗方案。其基本组成包括肿瘤外科医师、肿瘤内科医师、肿瘤放射治疗医师、病理医师、放射诊断医师、肿瘤基础研究人员、普通内科医师、护士和社会工作者等。简单来理解，就是内科、外科、放疗科等多个肿瘤相关学科的医师，针对同一患者互相协商，共同制订治疗方案。

肿瘤治疗的主要手段包括手术、放疗、化疗、靶向治疗和免疫治疗，实际上在选择合理的方案前，需要有明确的诊断，在诊断的过程中离不开 CT、MRI、核医学、超声等影像科室及检验科的辅助，更离不开病理科的"金标准"。靶向治疗及免疫治疗在肿瘤治疗中地位的提升，分子生物信息学的协助也是必不可少的。很多科室都可以进行肿瘤的治疗，但是针对肿瘤治疗的侧重点不同，如果不协作或者缺少沟通，可能导致肿瘤患者反复就医，延误治疗的时机，甚至因不恰当的诊疗让患者失去治疗的最佳机会。

MDT 的优点是可以缩短从诊断到治疗的时间。MDT 中不同专科的医师能够在同一时间看到全部的临床资料，根据患者的身体状况，肿瘤的具体部位、病理类型、侵犯范围（分期），结合细胞分子生物学特征，经过多学科会诊和讨论，根据相关指南推荐的治疗原则和治疗方案，做出适合患者的个体化治疗方案，给患者带来高水平的医疗质量和治疗效果。

三、宫颈癌的治疗方法有哪些？

临床上，医师会根据宫颈癌的分期（FIGO 分期及 TNM 分期），参考指南推荐的方法为患者制订合理的治疗方案；对于病情复杂的，医师会应用相关指南，参考高级别的循证医学证据及一些临床研究结果综合评估后给予诊治，并且鼓励患者参加临床研究。

那么，宫颈癌的治疗方法有哪些呢？主要有手术治疗、放疗、化疗、靶向治疗、免疫治疗及上述方法的联合治疗。

（1）手术治疗。主要适用于早期的宫颈癌（ⅠA、ⅠB1、ⅠB2、ⅡA1期），ⅠB3、ⅡA2期患者也可以选择手术（无放疗设备）。临床医师会根据患者的一般情况、年龄、有无保留生育要求等各方面因素，结合患者的肿瘤情况，与患者进行充分沟通，选择最适合的手术方式。

（2）放疗。包括根治性放疗、辅助性放疗和姑息性放疗，针对病情采取相应的放疗模式。对于年轻的早期宫颈癌患者，出于对卵巢的保护，可采用手术治疗或卵巢移位后的盆腔放疗；对于ⅠB3期及ⅡA2期推荐同步放化疗；对于中晚期宫颈癌患者，主要采用以放疗为主、化疗为辅的治疗方式。

（3）化疗。用于手术、放疗配合的综合治疗及晚期复发的宫颈癌的治疗。可采用以铂类为基础的联合化疗或单药化疗。

（4）靶向治疗。主要针对晚期转移和复发的宫颈癌。贝伐珠单抗可联合化疗用于宫颈癌的治疗。对于NTRK基因融合的患者，可以选用恩曲替尼或拉罗替尼。

（5）免疫治疗。对于PD-L1阳性或MSI-H/dMMR的患者，二线治疗可选择PD-1抑制剂。其中，帕博利珠单抗被批准与化疗联合应用于晚期宫颈癌的一线治疗。

宫颈癌的治疗需在有经验的妇科肿瘤医师的指导下，有计划、分步骤地进行，不可盲目叠加；在治疗过程中，需根据手术结果及放疗后的肿瘤退缩情况及时调整治疗方案。

四、子宫内膜癌的治疗方法有哪些？

子宫内膜癌的主要治疗手段为手术和放化疗，随着临床研究的开展，靶向治疗和免疫治疗也有很好的疗效。临床上，医师会根据患者的一般情况、临床病理特征、分子特征，结合相关指南，为患者制订个体化的治疗方案。

（1）手术治疗。根据子宫内膜癌病灶侵犯的范围（是否局限于子宫体、是否侵犯宫颈、是否超出子宫、是否保留生育功能等）选择手术的时机和手术的范围，以及是否联合其他治疗。

（2）放疗。主要用于术后的辅助治疗，对于不适合手术的各期子宫内膜癌患者，也可选择放疗，包括外照射和（或）近距离腔内照射。

（3）化疗。作为系统治疗的首选，主要用于转移性或复发性子宫内膜癌，或高危型患者的术后辅助治疗。卡铂联合紫杉醇是首选的化疗方案，其他还包括多西他赛联合卡铂，紫杉醇联合卡铂加上贝伐珠单抗、清蛋白结合型紫杉醇、蒽环类药物等。

（4）内分泌治疗。用于雌激素受体（ER）/孕激素受体（PR）阳性伴有广泛转移、分化好的子宫内膜癌患者，包括高效孕酮、雌激素受体调节剂及芳香化酶抑制剂等。

（5）靶向治疗。对于人表皮生长因子受体2（HER-2）表达阳性的Ⅲ/Ⅳ期和复发的子宫内膜浆液性癌，可在卡铂联合紫杉醇方案的基础上加入曲妥珠单抗。对于NTRK融合的患者，可使用拉罗替尼或恩曲替尼。

（6）免疫治疗。用于TMB-H或MSI-H/dMMR进展、晚期或复发的子宫内膜癌无满意替代治疗方案的后线治疗，对于不存在MSI-H或dMMR的患者，可以加用仑伐替尼。

五、卵巢癌的治疗方法有哪些？

卵巢癌发病隐匿，由于缺乏有效的筛查及早期诊断措施，大部分患者确诊时已存在局部或远处转移。对于卵巢癌的治疗，主要是采用以手术为主、化疗为辅、靶向治疗贯穿全程的综合治疗模式。

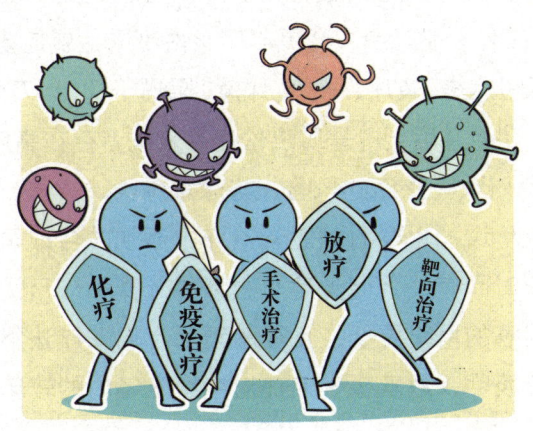

（1）手术治疗。根据患者的分期、是否有生育要求、是否能达到满意减瘤等因素进行全面评估，选择全面分期手术、再次全面分期手术、保留生育功能的全面分期手术或肿瘤细胞减灭术。

（2）化疗。除了部分Ⅰ期，G1分化全面分期手术后的患者无须辅助化疗，其余分期的患者均需化疗。紫杉醇联合卡铂是卵巢上皮性癌化疗的标准方案和首选方案，其他可选择多西他赛联合卡铂或多柔比星脂质体联合卡铂等方案。后线化疗还可选用环磷酰胺、奥沙利铂、长春瑞滨等药物。

（3）靶向治疗。贝伐珠单抗与PARP抑制剂可用于Ⅱ期以上卵巢癌在初始治疗结束且获得临床缓解后的维持治疗，以及铂类耐药型或难治型复发卵巢癌患者，如果存在NTRK融合，可以使用恩曲替尼或拉罗替尼。

（4）免疫治疗。可用于TMB-H或MSI-H/dMMR的复发性卵巢癌的治疗。

（5）放疗。在卵巢癌的治疗中应用不多，须多学科会诊讨论后决定。可用于不适合手术切除或存在手术禁忌证的局灶性复发，或存在脑、骨转移需姑息性放疗的患者。

六、什么是激素替代治疗？会增加患乳腺癌的风险吗？

激素替代治疗（HRT）是指对存在雌激素缺乏的绝经后妇女，补充雌激素及孕激素以缓解其更年期症状的治疗。

激素替代治疗主要适用于以下几类人群：①由于雌激素缺乏引起潮热、出汗、烦躁、抑郁、乏力、睡眠障碍、心悸、头痛等更年期症状，且症状比较严重，影响正常工作和生活者；②更年期女性泌尿生殖道萎缩症状严重者，如反复发作的下尿路感染、夜尿、尿频、尿急、阴道干涩，以及外阴或阴道疼痛、瘙痒、性交痛等；③绝经后女性骨质疏松症患者或者存在高危因素的人群。

激素替代治疗所致乳腺癌的风险，与激素种类、方法、开始服用的时间有关。乳腺癌的风险增加主要与雌激素治疗中添加的合成孕激素有关，并与孕激素应用的持续时间有关，而天然孕激素的选择和应用优化了对代谢和乳腺的影响，使乳腺癌的风险更低，且孕激素后半周期疗法不明显增加患乳腺癌的风险。有研究表明，激素替代治疗对绝经5年内的较年轻妇女的乳腺癌

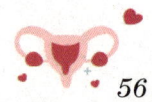

风险没有影响，但可以降低绝经 5 年以上妇女的乳腺癌风险。

七、什么是内分泌治疗？哪些患者适合内分泌治疗？

内分泌治疗，又称激素治疗。激素是由机体内分泌细胞产生的一类化学物质，可随血液循环到全身，并且可对特定的组织或细胞（称为靶组织或靶细胞）发挥特有的作用。一些肿瘤的发生、发展与激素有关，在抗肿瘤治疗中，往往可以使用一些激素或抗激素类物质来改变肿瘤生长所依赖的环境，从而抑制肿瘤的生长。在乳腺癌中，内分泌治疗在雌激素受体（ER）/孕激素受体（PR）阳性患者中发挥了重要的作用，明显改善了这部分患者的预后并延长了其生存期。

在妇科肿瘤中，内分泌治疗主要用于分化好、雌激素受体/孕激素受体阳性、广泛转移的子宫内膜癌患者。子宫内膜癌激素治疗的主要药物包括醋酸甲羟孕酮、甲地孕酮等孕激素药物，他莫昔芬等雌激素受体调节剂，以及阿那曲唑和来曲唑等芳香化酶抑制剂。

虽然内分泌治疗不同于化疗，它可以选择性作用于相应的肿瘤组织，对正常组织不会产生抑制作用，很少引起骨髓抑制，但激素治疗也有相关的不良反应。孕激素药物有血栓风险及肝功能损害，他莫昔芬有消化道反应、皮疹及继发性抗雌激素作用（面部潮红、阴道出血等）等不良反应，芳香化酶抑制剂则容易引起骨质疏松等并发症。所以，在使用激素治疗时，一定要按时、按量、按疗程进行，严格遵循医嘱，同时使用预防相关并发症的药物。

八、中医药在妇科肿瘤的治疗中有哪些应用？

首先，中医治疗肿瘤强调"整体观念"和"辨证论治"。中医认为，恶性肿瘤是一个局部为实、全身为虚的疾病，"实"表现为局部癌毒、痰湿、血瘀等邪气充盛，"虚"表现为全身脏腑功能减弱、气血亏虚，所以临床治疗时，不仅要关注肿瘤本身，祛除邪气以抗肿瘤，而且要关注机体的全身状况，通过补充气血、调整机体脏腑阴阳的平衡使机体重新恢复成不适合肿瘤生长的内环境。对于妇科肿瘤而言，治疗原则也是如此。在治疗过程中，要始终强调"以人为本"，不仅要关注肿瘤的情况，也要关心患者的全身症状，以及饮食、精神情绪、睡眠等情况，做到攻补兼施，全方位调治。

其次，中医药治疗应该尽早、全程贯穿于妇科肿瘤的治疗中。与着眼于肿瘤的手术、放疗、化疗等现代疗法相比，中医药具有整体调节、不良反应小、提高机体免疫功能、改善患者临床症状、提高患者生存质量等特色与优势。大量的临床实践证明，中医药在肿瘤的治疗中发挥着重要作用，而且在肿瘤治疗的不同阶段扮演着不同的角色。

（1）对于围术期患者，术前，中医药治疗的主要作用是扶正补虚，改善患者的营养状况，为手术创造条件；术后，中医药治疗可以通过调整脏腑气血功能，防治术后并发症，提高和恢复脏器的功能和机体的免疫力，促进术后康复。

（2）对于接受放疗、化疗或分子靶向治疗的患者，中医药主要起减毒增效的作用。一方面，可减少或减轻现代医学抗肿瘤治疗引起的骨髓抑制、消化道反应、放射性损伤等常见不良反应，提高患者对放化疗的耐受度及生活质量，使患者能够按时、顺利地完成放化疗；另一方面，某些中药也具有放化疗增敏、增效作用，可增强抗肿瘤治疗的效果。

（3）对于康复期的患者，中医药治疗一方面是针对残存癌细胞，运用解毒散结类中药进行适当的抗肿瘤治疗；另一方面是扶助正气、调理气血、恢复脏腑的正常功能，提升机体免疫功能，使机体能够及时有效地清除癌细胞，防止肿瘤复发与转移。

（4）对于晚期肿瘤患者，中医药治疗主要的目的是有效控制患者的症状，减轻患者痛苦，提高患者生活质量，延长患者生存时间。

最后，在肿瘤治疗过程中，要正确合理地使用中医药治疗，既不要因盲目迷信偏方、秘方而延误肿瘤治疗的时机，也不要因完全排斥中医药治疗而失去中医药治疗带来的好处，中医药治疗与现代医学治疗相结合能够取长补短、互补互助，最终使肿瘤患者获得最大的益处。

九、药物临床试验是拿患者当"小白鼠"吗？

很多患者在医院进行疾病诊断和治疗的时候，医师会向患者或家属推荐相关的药物临床试验，有些患者和家属很迟疑，认为医师会为了得到研究成

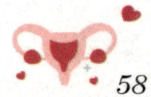

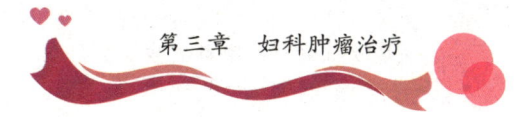

果而把患者当作"小白鼠"去做实验。到底是不是这样呢?

药物临床试验是指在人体(患者或健康志愿者)上进行的药物系统性研究,以证实或发现试验药物相关的临床、药理、不良反应和(或)吸收、分布、代谢及排泄等情况,目的是确定试验药物的安全性和有效性。所有的抗肿瘤药物从研制到获批上市,均需要经历多期临床试验,这些临床研究都经过了严格的伦理审查,由国家药品监督管理局审查批准,在指定的拥有资质(须具备相关的医疗设备和条件、医疗人员、监督人员、核查人员)的医院中进行,所以在制度及操作上,药物临床试验都是严谨可靠的。

参加药物临床试验的患者不是去当"小白鼠",相反,他们是第一批享用新药的"吃螃蟹"的人。因为大部分被推荐去参加临床研究的患者,往往是到后面没有标准治疗方案的难治性患者,如果筛选入组临床研究成功,不仅研究中的所有检查和治疗费用均是免费的,而且在治疗期间会由专业人员随访和评估,以确保药物的不良反应在可控范围内。如果有幸参与的临床研究药物有效,这对患者的生存和家庭都是非常有帮助的。

在转移性或复发性妇科肿瘤中,往往在二线或二线以后缺少高级别证据的确定有效的标准治疗方案,因此强烈鼓励这些患者参加临床试验。

第二节　手术治疗

一、宫颈癌的手术方式有哪些?

宫颈癌是全球女性第四大常见癌症,是发展中国家女性癌症死亡的主要原因,而手术和放射治疗是目前早期宫颈浸润癌的主要治疗手段,即使某些晚期病例也提倡术后补充放疗等。临床上需根据患者宫颈癌病理类型、临床分期、机体功能、年龄、生育要求,以及就诊机构的医疗技术水平和设备条件等,决定适当的手术范围及恰当的手术方式。

（1）子宫颈锥形切除术。手术范围为切除部分子宫颈及子宫颈管组织，把最容易发生宫颈癌的部位圆锥形切除，包括CIN Ⅲ期，甚至可以到特别早期的宫颈癌（如ⅠA1期），适合患者强烈要求保留生育功能的情况。

（2）单纯子宫切除术（筋膜外子宫切除术）。手术范围为切除整个子宫，一点宫颈上皮都不留。适合早期、无生育要求的宫颈癌患者。

（3）根治性子宫切除术。手术范围为切除全子宫、更多宫旁组织，包括部分主韧带、宫骶韧带、阴道上段和盆腔淋巴结，必要时切除腹主动脉旁淋巴结。通常，宫颈癌的转移途径包括直接蔓延、淋巴转移和血行转移，而宫颈癌的盆腔淋巴结转移方式是沿淋巴结链，一个淋巴结挨着一个淋巴结地向上转移，而不是跳跃式转移。所以，盆腔淋巴结清扫是宫颈癌广泛性切除的重要组成部分，这关系到手术的彻底性和手术效果。

（4）盆腔廓清术（盆腔器官清除术）。手术范围包括切除子宫、双附件、阴道、直肠、膀胱等盆腔脏器。适合有局部复发的患者，手术范围大，伴有非常高的手术并发症及围术期病死率。

二、子宫内膜癌的手术方式有哪些？

目前，子宫内膜癌的治疗以手术为主，辅以放疗、化疗和激素治疗等综合处理。手术的目的在于切除癌变的全子宫及癌肿可能转移或已有转移的病灶。那么，子宫内膜癌的手术方式有哪些呢？

（1）全子宫切除术。切除包括子宫颈在内的全部子宫的手术。通过阴道取出子宫和宫颈的手术，称为阴式子宫切除术；通过腹部大切口（切口）取出子宫和宫颈的手术，称为全腹式子宫切除术；使用腹腔镜通过腹部小切口（切口）取出子宫和宫颈的手术，称为全腹腔镜子宫切除术。

（2）双侧输卵管卵巢切除术。手术切除双侧卵巢和双侧输卵管。

根治性子宫切除术：手术切除子宫、宫颈和部分阴道。卵巢、输卵管或附近的淋巴结也可能被切除。

（3）淋巴结清扫术。一种外科手术，从盆腔区域切除淋巴结，并在显微镜下检查组织样本是否有癌症迹象。这个过程也被称为淋巴结切除术。

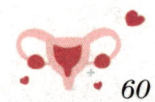

三、卵巢恶性肿瘤的手术方式有哪些？

卵巢癌发病隐匿，因目前尚缺乏有效的筛查及早期诊断措施，绝大多数患者在确诊时已经存在局部或远处播散，5年生存率约为46%，病死率位居妇科恶性肿瘤首位。卵巢恶性肿瘤的手术治疗主要有以下几种方式。

（1）全面分期探查术。手术范围为全子宫、双附件、大网膜、腹主动脉旁淋巴结、盆腔淋巴结。适用于临床拟诊Ⅰ期的卵巢恶性肿瘤患者，是早期患者的基本手术方式。

（2）肿瘤细胞减灭术。尽最大努力切除原发灶和一切转移灶。手术范围为全子宫＋双附件、盆腔肿块、所有受累的腹膜、盆腔转移灶、受累的肠管、阑尾、部分膀胱或输尿管、脾脏和（或）远端胰体尾、部分膈肌、胆囊、部分肝脏、部分胃等脏器，尽可能剥离受累的腹膜。适用于临床拟诊断为中晚期（部分Ⅱ期、Ⅲ期和Ⅳ期）的卵巢恶性肿瘤患者。

（3）中间型肿瘤细胞减灭术。适用于经过全面评估难以达到满意肿瘤细胞减灭术的Ⅲ～Ⅳ期患者，先行2~3个疗程的新辅助化疗，使肿瘤得到部分控制后再进行手术。

（4）再次肿瘤细胞减灭术。适用于复发性卵巢癌，主要是：①缓解期6个月以上（铂敏感）的患者；②局限性病灶，能够完全切除的患者；③无或少量腹腔积液的患者。减瘤术达到R0者可明显获益。

（5）保留生育功能的手术。为非标准手术，具有一定风险，需患者及家属充分知情同意。手术需要切除患侧附件，保留子宫和对侧附件。卵巢上皮性癌患者拟保留生育功能的必须符合以下条件：患者年轻，有生育要求；IA期；细胞分化好，非透明细胞癌；对侧卵巢外观正常，盆腹腔探查阴性；患者有随访条件，生育完成后视条件切除全子宫及对侧附件。

四、什么是卵巢减灭术？卵巢癌发生转移后还能手术吗？

"减灭"，顾名思义，是"减少和消灭"的意思。卵巢减灭术就是尽可能地切除所有肉眼可见的病灶，使残留病灶的最大直径小于1厘米，甚至为

0。卵巢减灭术的基本切除范围包括双侧卵巢、双侧输卵管、子宫、阑尾、大网膜和腹主动脉旁淋巴结。由于卵巢癌形成的盆腹腔肿块常与盆侧壁、子宫、膀胱、直肠浸润性粘连,有时减灭术还会涉及肠道、膀胱,术中可能需行肠切除、肠吻合及膀胱修补等。

卵巢癌发生转移后是可以手术治疗的。卵巢癌的转移方式包括直接蔓延、腹腔种植和淋巴转移,最常见的转移特点就是盆腔、腹腔内广泛转移,包括盆腔(膀胱、结直肠和盆腔腹膜等)和上腹部(肝脏、膈肌等)的一些脏器。

卵巢癌治疗以手术为基础,但是术后的化疗更为重要,因为大多数卵巢癌对化疗都比较敏感。手术使身体内的肿瘤量减少,增强化疗效果。研究表明,初次手术减轻肿瘤负荷的彻底性是影响患者生存期的重要因素之一。

每个卵巢癌患者都是一个复杂的个体,需要多学科联合,更需要个体化治疗。

五、妇科恶性肿瘤的手术治疗有哪些可能的风险?

妇科恶性肿瘤手术涉及范围广,有的时候伴有腹腔积液,术中可能损伤其他脏器,术后还有可能发生水、电解质失衡。主要存在以下风险:

(1)感染。妇科恶性肿瘤患者本身一般状况差,加上手术范围广、手术时间长,术后感染发生率大大提高,引起发热等症状。

(2)出血。妇科恶性肿瘤手术范围大,术中需分离血管、清扫血管旁淋巴结组织,导致术中和术后都存在出血风险,需谨慎操作,严密观察。

(3)损伤。由于妇科器官主要毗邻输尿管、膀胱和结直肠,部分手术如晚期卵巢癌粘连膀胱和肠管等,会不可避免损伤膀胱和肠管;中重度子宫内膜异位症可能导致输尿管粘连移位,术中可能损伤输尿管;由于淋巴结邻近血管和神经,术中可能损伤血管和神经等。这些损伤大都可以在术中或二次手术时进行修补。

(4)胃肠功能恢复。由于妇科手术范围大,腹腔内弥散性损伤、出血、渗液,加上电解质紊乱,都会导致肠粘连,从而引起肠梗阻。术后3~5天肛门排气,若进食后出现以腹胀为主的症状,肠鸣音减弱或消失,是手术后肠

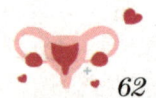

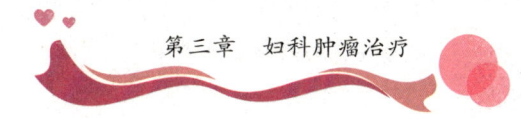

道功能未完全恢复加上部分肠道粘连引起的不完全肠梗阻，早期通过禁食和胃肠减压可缓解。

（5）血栓。恶性肿瘤患者本身就处于一种高凝状态，加上手术引起凝血功能亢进，术后恢复又需要卧床，深静脉血栓形成风险大大提高，故建议通过穿戴弹性丝袜，出血风险排除后规范使用抗凝剂来降低血栓风险。

（6）其他风险。如恶性肿瘤复发风险，以及清扫淋巴结导致的下肢水肿、心脑血管意外等。

六、切除子宫或卵巢是否会改变女性特征？

妇产科很多疾病，需要切除子宫和（或）卵巢，比如说妇科恶性肿瘤。就算是良性疾病，在某些情况下，医师也可能会建议切除子宫和（或）卵巢。那么，切除子宫和（或）卵巢会对女性产生影响吗？

对于女性来说，子宫的主要作用是生育，其并不产生激素。完成生育功能的子宫，实际上能发挥的作用已经极其有限。但是，不排除子宫切除可能会存在一些问题。

卵巢是女性的重要生殖器官，在女性的一生中有两大功能：一是分泌性激素，维持女性的体态和性征；二是排卵。它的健康与否直接影响女性的健康和身材。卵巢有2个，如果仅切除一侧，另一侧还是健全的，对身体没大的影响，也不会影响性生活；如果切除双侧卵巢，不仅会影响女性的生理状况，也可能对其心理造成创伤。对于已绝经的女性患者，切除卵巢并不会对身体有太大影响，因为绝经后卵巢的作用已经不大了，但对于未绝经的女性，在生理方面还是会造成很大的影响。

（1）未绝经女性术后月经消失，不能正常生育。卵巢有分泌一些激素的能力，也是卵子产生的场所，切除后，某些女性特征可能受影响，最突出的就是没有月经。没了正常排卵，也就意味着不能正常生育。

（2）未绝经女性术后提前进入更年期。内分泌失衡，对女性的骨骼、神经、免疫等方面都会有一定的影响，如骨质比较容易出现疏松的情况，会使女性提前进入更年期。

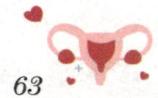

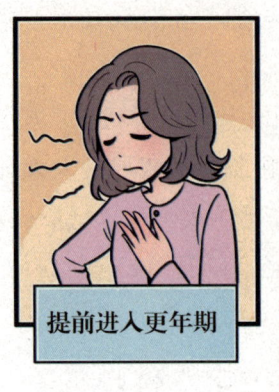
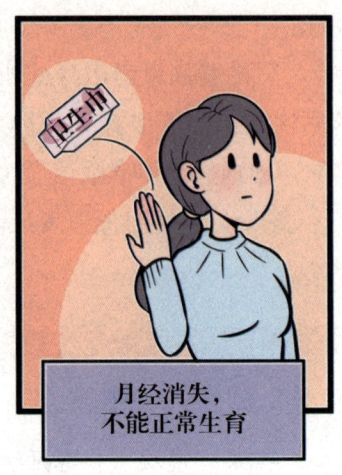

提前进入更年期

月经消失，不能正常生育

切除子宫对性生活会有一定影响，但是很大程度上是心理作用，而心理因素又是源自对子宫切除的误解。这是一个"怪圈"，却也是可以解开的结：性生活时主要作用于阴道，而不是子宫。子宫切除，目前多数选择全子宫切除，即紧贴宫颈切开与阴道的连接处，手术后阴道长度的变化微乎其微。性生活时，主要由阴道壁血管充血分泌润滑液体，加上前庭大腺分泌黏液，所以切除全子宫对分泌物的产生没有太大影响。

第三节 放射治疗

一、放射治疗在妇科肿瘤治疗中的地位如何？

放射治疗，简称"放疗"，是利用放射线对肿瘤进行照射而起到杀伤肿瘤细胞的作用。不同期别的宫颈癌均可采用放射治疗。早期的宫颈癌可以手术治疗，部分患者术后可能需要通过放疗进行辅助治疗。而对于那些因某些原因不能接受手术治疗的早期宫颈癌患者，放疗的效果等同于手术治疗。此

外,中晚期宫颈癌患者即使失去了手术的机会,放疗也能带来很好的疗效。除了宫颈癌外,一些常见的妇科恶性肿瘤,如子宫内膜癌、阴道癌、外阴癌、子宫肉瘤和卵巢癌等也是可以接受放疗的。

目前,子宫内膜癌的放射治疗主要集中于接受子宫切除术后有相关复发风险因素的患者,需要根据其术后病理报告进行放疗决策[包括外照射和(或)内照射]。

卵巢癌极少进行放疗,手术和化疗是卵巢癌主要的治疗方案。对于某些特殊病理类型的卵巢癌,如卵巢无性细胞瘤和颗粒细胞瘤,此类卵巢肿瘤对放疗相对敏感,无法手术或者手术无法完全切除时,术后可予放疗。其他放疗适应证包括孤立部位转移、化疗效果不佳、局灶性复发病灶。

阴道癌在临床上比较罕见,根据肿瘤期别的不同,可以选择相应的治疗方式。早期阴道癌可以选择手术治疗,手术后可以配合辅助放疗,类似于宫颈癌,无法手术的局部晚期或晚期患者,可以接受根治性放疗。

外阴癌比较少见,治疗主要以手术为主,但放疗也是很重要的辅助治疗方式,主要有根治性放疗、术后辅助放疗、补充放疗、姑息放疗四种放疗方式。

二、宫颈癌放疗的方式与技术

早在100多年前,宫颈癌就开启了放射治疗的历史。1902年,西方的医学专家开始使用X线治疗宫颈癌。随着居里夫妇发现镭元素,宫颈癌也开始使用镭进行放射治疗。早期的宫颈癌放疗技术水平没有现在这么先进,在肿瘤治疗过程中也遇到了很多障碍,如无法区别肿瘤周围正常组织(如直肠、膀胱和小肠等器官组织)及肿瘤放疗的生物学效应,因此肿瘤治疗的效果无法尽如人意。面对治疗失败、放疗相关并发症的发生,专家不断总结相关经验,不断革新放疗技术,使肿瘤治疗效果愈加令人满意。

现在的宫颈癌放疗技术取得了非常大的进步,得益于医学影像学的发展,放疗技术也逐步从早期的二维放疗技术,不断更新到三维放疗技术,甚至四维放疗技术。早期的二维放疗技术无法准确评估肿瘤周围正常组织接受放射剂量的大小，因此在肿瘤治疗中存在很大的缺陷。而应用三维甚至是目前影像引导的放疗后，针对不同期别的宫颈癌，可以个体化按需给出不同的放射剂量。医学技术的不断发展也体现在放疗技术中，在三维影像的基础上引入"时间"概念，使放疗进入了四维时代。

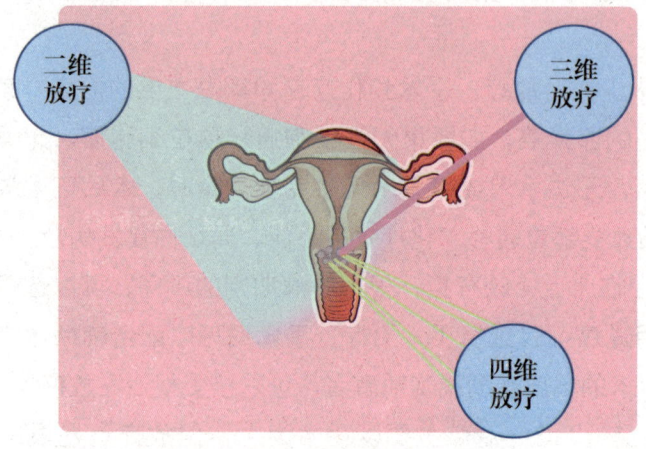

患者常常会有疑问："单纯放疗能根治宫颈癌吗？"也有人认为，"放疗只是辅助，是无法手术的无奈之举"。实则宫颈癌放疗适应证非常广泛，甚至某些宫颈癌仅通过单纯放疗即可治愈。在临床上，放疗适用于各期宫颈癌。需要放疗的宫颈癌主要包括3类：根治性放疗（无法手术的宫颈癌）、术后辅助放疗（降低术后肿瘤复发的风险）和晚期的姑息性放疗（止痛、个体化治疗）。

宫颈癌的放疗可分为外照射和内照射。外照射即放射线隔着腹部进行照射；内照射则是将放射性物质通过某些专业的器具置于体内，直接照射肿瘤。宫颈癌的放疗方式主要采用外照射和内照射及两者联合应用，具体使用何种放疗方式需要医师依据患者的不同情况而定。一般来说，早期宫颈癌以局部肿瘤为主，病灶相对较小，因此可以通过单纯的体内照射达到消除肿瘤的目的；到了局部晚期或晚期，肿瘤已经超出了宫颈，甚至累及宫旁或阴道下段，或者出现盆腔或腹腔淋巴结转移的情况，此时放疗会采用外照射和内照射相结合的方式。

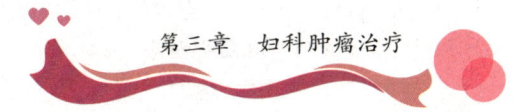

第三章 妇科肿瘤治疗

恶性肿瘤的放疗原则与其他治疗手段一样，要最大限度地杀灭肿瘤细胞，尽最大可能保护正常组织和重要器官，即提高治疗效果，降低并发症。因此，适当的治疗工具、适宜的照射范围、足够的照射剂量、均匀的剂量分布、合理的照射体积、个体化治疗是放疗的基本要求。为了达到更好的疗效和保证患者的生活质量，应有足够的肿瘤照射剂量，与此同时，也需要最大限度地保护肿瘤邻近的正常组织。但对于年轻的早期宫颈癌患者，考虑到对卵巢功能的保护，临床上也会采用手术治疗或将卵巢移至放疗照射部位外后再进行盆腔放疗。因此，需要根据患者一般状况、肿瘤扩散范围、医疗机构放射治疗设备和条件，以及患者的经济能力，确定适宜的放疗方案。

三、无法手术的宫颈癌患者放疗能达到根治的目的吗？

目前临床上，手术仅适用于早期的宫颈癌患者（ⅠA～ⅡA1期），如患者因高龄、基础疾病等原因无法手术或拒绝手术，选择根治性放疗可获得与手术类似的疗效。对于局部晚期（ⅡB期以后）的宫颈癌患者，手术往往无法达到根治肿瘤的效果，因此，目前临床上主要采用根治性放疗（外照射+内照射）的方式。临床医师会根据手术或患者影像学检查（常规CT扫描）确定的淋巴结状态等确定放疗靶区。

体内放疗配合外照射进行治疗时，目前通常采用影像学的三维体内照射技术。在制订照射治疗计划时，需要特别注意正常组织的放疗耐受剂量，严格控制位于高剂量区的正常器官的照射剂量，避免过量照射。

四、为什么有些宫颈癌做完手术还要补充放疗？

大多数早期宫颈癌患者接受了子宫切除术后，如果病理学检查发现存在某些高危或中危因素，就需要术后补充辅助放疗，以降低肿瘤复发的概率。

目前，临床上如果患者术后出现淋巴结转移、肿瘤切缘阳性或宫旁浸润（宫颈癌术后复发的高危因素）等，常规需要术后辅助放疗或化疗。如果存在其他危险因素，包括肿瘤大小、肿瘤浸润深度、脉管癌栓等，美国妇科肿瘤学组（GOG）也制订了术后放疗的指征，具体如下表所示。

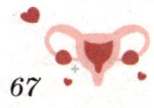

术后放疗指征

淋巴脉管间质浸润（LVSI）	宫颈间质浸润	肿瘤大小/厘米
+	深 1/3	任意肿瘤大小
+	中 1/3	≥ 2
+	浅 1/3	≥ 5
-	中或深 1/3	≥ 4

关于宫颈癌的治疗，相关指南建议，具备上表中的任一条，即建议行术后辅助放疗。放疗区域至少需要包括以下部位：阴道断端下 3~4 厘米、宫旁组织和邻近的淋巴结瘤床（如髂外淋巴结和髂内淋巴结）。确定存在淋巴结转移时，还需要相应地延伸放射野的上界。通常推荐按标准分割放疗，剂量为 45~50 戈瑞。需要特别注意正常组织的放疗耐受剂量。

五、什么是后装治疗？宫颈癌患者都需要做后装治疗吗？

后装治疗，又称近距放射治疗，简称近距放疗。近距放疗是将放射源置于身体内或癌症病灶附近，可用于治疗多种类型的肿瘤，如头颈部癌、乳腺癌、子宫癌、宫颈癌、前列腺癌、膀胱癌、食管癌、眼部肿瘤和肺癌等；后装治疗是后装法腔内放射治疗的简称，是宫颈癌的腔内放疗方式，先由专业的医师将不带放射源的治疗容器置入宫腔或阴道等治疗部位，然后通过远距离控制传送装置将放射源通过管道传入容器，对患者进行腔内治疗。

宫颈癌患者都需要做后装治疗吗？哪些人适用？什么时候用？

后装治疗主要适用于以下患者：①早期的术后宫颈癌患者，病理报告提示有复发危险因素需要辅助放疗；②某些原因不能接受手术治疗的早期宫颈癌患者，如年龄大、心肺功能较差或其他原因不能耐受手术治疗；③无法手术的局部晚期、晚期的宫颈癌患者，配合外照射治疗；④一些局部复发经评估后可行放疗根治的患者；⑤后装治疗还可用于某些宫颈癌出血的止血治疗。

通常来说，宫颈癌后装治疗在外照射的后半程进行，保证宫颈癌放疗在

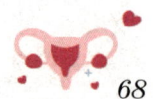

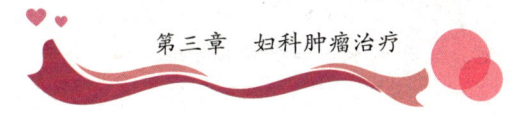

8 周内结束，而且前期的外照射可以明显缩小宫颈肿瘤，便于后装治疗。

六、后装治疗的流程及注意事项是什么？

很多宫颈癌患者都觉得后装治疗步骤复杂、烦琐，其实常规的后装治疗如同外照射一样，会经历模拟定位、计划制作和审核、接受治疗等一系列过程。

（1）临床医师会根据患者治疗的情况，合理安排患者接受后装治疗的时机，患者首次接受模拟后装治疗时，医师在进行常规妇科检查后，根据患者个人情况，放置施源器并固定，通过模拟定位机确认施源器的确切位置。

（2）将拍摄好的定位片传输至后装治疗计划系统，专业的放疗物理师根据医嘱制订靶区计划。

（3）经医师审核通过治疗计划后，就可以对患者进行治疗。

（4）后装治疗期间，患者需要在治疗当天接受阴道冲洗，而后进入操作室。医师放置施源器后，患者被送至治疗室，治疗师连接施源器，核对完治疗方案后就可以开始治疗了。

那么，后装治疗期间及结束后有哪些注意事项呢？

任何治疗都有不良反应，放疗最大的不良反应表现在放射线会对正常组织产生损伤。由于宫颈离膀胱、直肠等器官较近，往往只有几毫米的间隙，因此放射线很容易让无辜的正常组织受到损伤。例如，后装治疗易导致阴道充血、水肿、渗出甚至溃疡等阴道炎表现；放疗后可能会出现阴道僵硬、纤维化、弹性消失、狭窄和短缩，产生明显的性交困难、疼痛等；放疗晚期还会出现放射性膀胱炎和直肠炎等症状。

放疗期间及放疗后要坚持阴道冲洗，必要时局部应用抗生素，控制阴道感染，同时注意保护阴道微生物状态；治疗后尽早开始性生活，有助于防止阴道狭窄；适时应用阴道扩张器，可以减轻阴道缩短和狭窄的程度。有研究发现，口服维生素 E 可以增加阴道润滑度，有助于改善性生活满意度。如果放疗后症状严重，无法自行缓解且逐渐加重，请尽快就诊。

后装治疗作为宫颈癌放射治疗的重要组成部分，同外照射一起，是根治宫颈癌的主要方法。近年来，国内宫颈癌放射治疗的疗效不断提高，也与宫颈癌腔内后装治疗具有独特的优势有关。后装治疗以其天然的适形性、局部可给予高剂量，保证了治疗疗效，目前尚没有其他治疗手段可以取代。因此，合理应用后装治疗，提高肿瘤控制率，减少复发，是保证宫颈癌放射治疗效果的关键。

近距放射治疗主要有以下3种类型：

（1）低剂量率（LDR）后装治疗。在该类型的近距放射治疗中，放射源可保留至少1天（治疗时间较长），一旦结束治疗，医师会将放射源或施源器去除。

（2）高剂量率（HDR）放射源。在该类型的近距放射治疗中，放射源每次只能保留10~20分钟，然后取出。剂量率高、治疗时间短，每次治疗以"分钟"计时，免除了患者长时间治疗之苦，是目前使用最广泛的治疗方式。

（3）永久性放射源。放射源放置就位后，移除导管，植入物会保留在体内，但是放射性会逐渐减弱。随着时间的推移，放射性几乎会消失。

七、宫颈癌放疗对时间有什么要求？放疗期间需注意什么？

宫颈癌的放疗从开始准备到做完大概需要2个月的时间，放疗包括外照射和内照射。外照射进行之前大概需要1周的准备时间，外照射需做25次，每天做1次，每周做5次，需要5周时间；外照射做完后继续进行内照射，内照射做5~6次，每周2~3次，总共需要2周时间。因此，宫颈癌根治性放疗的总治疗时间应控制在56天以内。

以往有相关研究发现，如果宫颈癌的治疗时间超过8周，总治疗时间每增加1周，肿瘤的局部控制率会降低1%~2.5%。因此，按时、按需完成治疗非常重要。对于准备进行根治性放疗的患者，不建议进行先期化疗（也叫新辅助化疗）。临床观察研究发现，接受先期化疗的患者，70%不能按时完成放疗。

放疗过程中，需坚持阴道冲洗。患者每天冲洗阴道，可以把分泌物、肿瘤坏死组织清洗掉，避免产生阴道炎或宫颈炎，有利于消灭肿瘤。放疗后1~3个月，通常建议患者进行阴道冲洗，主要是为了防止因放疗导致的阴道菌群

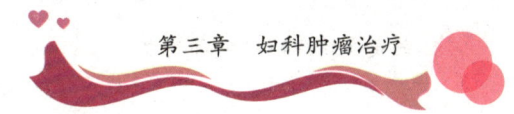

失调后出现的萎缩性阴道炎及阴道闭锁等症状。冲洗液可用医院配制的生理盐水，也可用温开水，每次100~200毫升。

八、晚期妇科肿瘤（复发或转移）还能接受放疗吗？

有人认为，有远处转移的晚期宫颈癌患者预后差、治愈率低，即使患者积极配合治疗也没有太大的意义。其实这种观点是错误的。2017年，美国放射肿瘤学会（ASTRO）的一项报告显示，宫颈癌肺转移的患者放疗后的3年总生存率可达72.2%，中位无进展存活期为13个月。也有研究显示，对宫颈癌肺转移的患者（即肺转移病灶较少），进行大剂量放射治疗后1年的无进展生存期可以达到56%，超过30%的患者获得了20个月以上的无病生存时间。对宫颈癌肺转移患者应给予积极的根治性治疗。

概括地说，对于早期和年轻的宫颈癌患者，首选手术治疗；早期老年宫颈癌患者，选择放疗或同步放化疗；ⅡB期宫颈癌患者，应尽量选择根治性放化疗；ⅢB期宫颈癌，选择根治性放化疗，必要时在近距放射治疗时行插植；ⅣA期宫颈癌选择根治性放化疗；ⅣB期宫颈癌首选化疗，对寡转移且仍有治愈机会的患者，应积极给予根治性目的的放疗。建议患者咨询专业的肿瘤科医师对疾病进行评估，从而达到有效的治疗目的。

除了宫颈癌，常见的妇科恶性肿瘤包括子宫内膜癌、卵巢癌、外阴癌等，一旦出现转移，且转移部位较少，而手术无法达到根治或手术有难度而无法进行时，放疗也是一种常规且有效的治疗措施。

第四节　化学治疗

一、宫颈癌放疗期间为什么需要化疗？

化疗在宫颈癌治疗中的作用越来越受到重视，主要是针对放疗患者给予

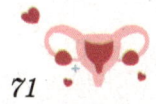

单药或联合化疗,以增加放疗的敏感性。这种放疗和化疗结合的治疗方式,目前在临床上称为同步放化疗。

1990—2000年,美国《新英格兰医学杂志》及中国《临床肿瘤学杂志》相继发表了5个大样本随机对照临床研究,结果表明,同步放化疗提高了宫颈癌患者(包括根治性手术后具有高危因素者)的生存率和局部控制率,降低了死亡的风险。与单纯放疗相比,同步放化疗的复发率和病死率明显下降,相对危险性下降了30%~50%。从此,世界各地相继采用同步放化疗治疗宫颈癌。

同步放化疗的化疗方案繁多,包括所使用的化疗药物不同、剂量不同,有单药化疗,也有多药联合化疗。目前国内外最常用的放疗期间增敏化疗推荐方案为:顺铂50~70毫克/米^2+5-氟尿嘧啶4克/米^2(96小时持续静脉滴入),放疗第1和第29天;顺铂周疗:30~40毫克/米^2,放疗第1、第8、第15、第22、第29和第36天。近几年报道的化疗方案多为以顺铂为主的联合化疗,如紫杉醇+顺铂、多柔比星+顺铂等。使用何种化疗方案,需要临床医师依据患者的具体病情来决定。

二、宫颈癌放化疗有哪些常见的不良反应?

从解剖结构来看,宫颈在膀胱和直肠之间,所以宫颈癌放疗最大的不良反应就是影响消化道(如腹泻、便秘等)和膀胱(如尿频、尿急等)。因此,放疗期间预防肠道和膀胱的不良反应尤为重要。

(1)肠道不良反应。预防的主要措施是做好饮食控制,适量进食蔬菜和水果。如果真的发生腹泻,也可以酌情给予药物治疗,如放疗时口服止泻药和益生菌,可以调节肠道功能。

(2)膀胱不良反应。预防的重要手段就是平时多饮水,多饮水可以生成更多尿液,对膀胱起灌洗作用,以减少炎症刺激对膀胱的伤害;放疗前一定要大量饮水,使膀胱体积变大,减小受放疗照射的绝对面积。放疗前,医师通常会叮嘱患者不要把尿液排空,并注意大量饮水,当有一定的憋尿感时再行放疗。

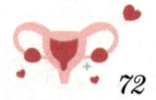

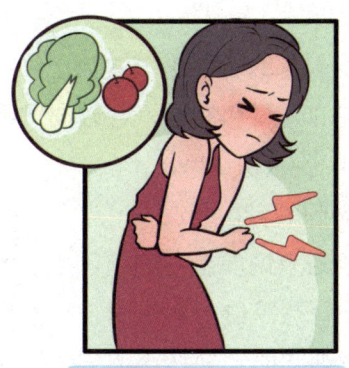
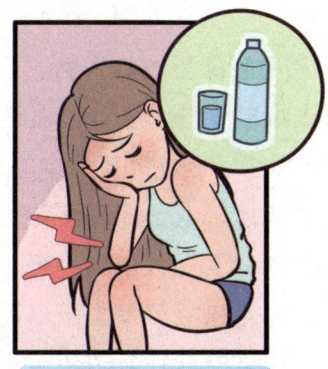

适量进食蔬菜水果　　平常多饮水

除了常见的消化道和泌尿系统症状外，不少患者在抗肿瘤治疗（尤其是放化疗）过程中都会出现血细胞下降（包括白细胞、红细胞、中性粒细胞和血小板等）的情况，其中最常见的就是白细胞和血小板降低。白细胞是人体血液中非常重要的一类血细胞，长期接触放射线及各种理化因素导致的中毒、肿瘤放化疗、脾功能亢进、自身免疫病、再生障碍性贫血、造血功能障碍等都会导致白细胞减少。血液中白细胞数量明显下降，患者非常容易发生感染或反复感染，且疾病治愈较为缓慢，甚至可能引发败血症，一定要引起高度重视。

血小板保持着毛细血管的完整性，同时在机体受伤流血时迅速聚集到伤口处，协同凝血因子一起形成凝块堵住伤口，减少血液流失，促进伤口的修复和愈合。所以，血小板减少会有出血不止的风险。放化疗所致的骨髓抑制是化学药物最常见的剂量限制性毒性，化疗药物因抑制骨髓造血系统，尤其是对巨核细胞的抑制作用明显，从而使血小板减少。大面积造血骨受到放射线照射及大剂量放疗会造成造血干细胞凋亡、分化异常、老化、造血微环境损伤（此时容易发生骨折），所以放疗是双刃剑。

三、放化疗时出现血细胞降低，该不该停止治疗？

接受放化疗的患者如果治疗中出现了血细胞降低，是该继续治疗，还是

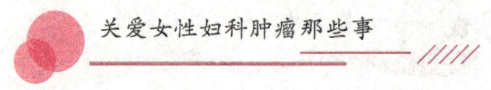

先暂停治疗?

以宫颈癌患者接受放疗为例。由于人体的造血系统对放射线高度敏感,放射治疗可以抑制骨髓内各种造血细胞的分裂和繁殖,导致向周围血中释放的成熟血细胞减少,因此外周血中的血细胞很快下降。

那么,血细胞降低到什么程度要停止放疗呢?

这就需要考虑到放疗的照射野(通俗来说就是照射范围)。当接受放疗的范围较大,并且包括了大面积扁骨、骨髓等造血器官时,可能需要完全暂停放疗,并且积极使用升白细胞、升红细胞或者升血小板药物使相应的血细胞上升。而当患者接受的放射范围比较局限时,如果出现了血细胞降低,则可以在继续放疗的同时进行药物治疗。所谓的放疗范围并不是绝对的,一旦出现血细胞降低的征象,均需要密切监测,如果发现血细胞逐渐下降,应当立刻停止放疗。另外,当体内的血细胞下降程度过大,如外周血白细胞小于1.0×10^9/升时,还需要考虑适当应用抗菌药物预防感染;一旦出现发热,需要使用广谱抗生素治疗,同时接受升白治疗。此外,也可通过调整饮食来提高自身免疫力,建议摄入足够的维生素,如新鲜水果和蔬菜,以及优质蛋白质,如鱼、瘦肉、鸡蛋、牛奶等,保持营养均衡。

四、妇科肿瘤常用的化疗药物有哪些?

化疗即化学药物治疗,与手术、放疗、靶向治疗、免疫治疗等一起并称为肿瘤治疗的5种主要手段。手术和放疗属于局部治疗,对局部肿瘤有效,但对于潜在的转移病灶(肿瘤细胞不局限于局部,已经发生转移,只是由于目前的检测手段无法发现)和已经发生临床转移(已经扩散至全身其他部位)的晚期肿瘤就难以发挥作用了。靶向治疗、免疫治疗也只是对有相应靶点或者适应人群才有效。这时候,就需要化疗这种针对全身的治疗手段。利用化疗药物,抑制细胞的生长和增殖。通过不同的途径给药(口服、静脉和体腔给药等),使得化疗药物随着血液循环运输至全身绝大部分器官和组织,达到杀伤肿瘤细胞的目的。临床上,化疗可贯穿抗肿瘤治疗的全程,包括术前新辅助化疗(缩小肿瘤以便更好地进行手术)、辅助化疗(巩固治疗,延缓

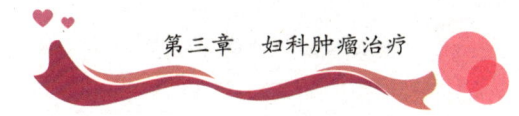

复发、转移），以及晚期一线、二线、三线等化疗（控制肿瘤进展，改善患者生活质量）。

不同肿瘤的生物学特性不同，对不同药物的敏感程度也不同。对大多数妇科肿瘤来说，较为有效的药物主要有以下几类。

（1）紫杉醇类。该类药物是新型抗微管药物，通过促进细胞的微管蛋白聚合抑制解聚，保持微管蛋白稳定，抑制细胞有丝分裂。可用于妇科肿瘤的紫杉醇类药物包括紫杉醇、多西紫杉醇、清蛋白结合型紫杉醇及紫杉醇脂质体。紫杉醇类药物是妇科肿瘤治疗中最不可缺少的药物之一。

（2）铂类。主要包括顺铂、卡铂等。该类药物主要通过与体内的 DNA 形成交叉链，干扰 DNA 的正常复制合成，影响细胞的增生来杀伤肿瘤，是当前呼吸系统、消化道系统及泌尿道系统等多种实体肿瘤使用最广泛的化疗药物，也是妇科肿瘤最基本的化疗药物之一。顺铂主要存在肾脏毒性、听神经毒性、消化道反应及骨髓抑制等不良反应，而卡铂的不良反应主要是骨髓抑制、肾毒性、消化道反应等。医师会根据患者的肝、肾功能，骨髓功能及患者耐受性等情况酌情选择。

（3）细胞周期特异性抗肿瘤药物。作用于细胞分裂周期中的增生细胞群的 S 期，对增生周期的细胞有明显的抑制作用（也就是长得快的细胞）。如作用于 DNA 拓扑异构酶Ⅱ（阻碍 DNA 修复）的依托泊苷，杀伤 S 期（阻碍 DNA 合成）的吉西他滨。

（4）细胞周期非特异性抗肿瘤药物。作用于增生期的某些时相的细胞，包括环磷酰胺、异环磷酰胺等烷化剂，以及阿霉素、表阿霉素等抗生素类化疗药。

（5）其他。妇科肿瘤在后线治疗中可选用的药物有长春新碱、甲氨蝶呤、氟尿嘧啶等。

五、何谓术后辅助化疗，哪些患者需要做术后辅助化疗？

术后辅助化疗是指恶性肿瘤在经过局部根治性手术后所给予的化学治疗。为什么手术后还要做辅助化疗呢？原因是消灭手术后可能残留在体内的

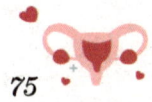

癌细胞，以及术前未检测到的极微小病灶，降低肿瘤复发的概率。

在妇科肿瘤中，并不是所有的患者都需要进行辅助化疗。那么，哪些人需要做术后辅助化疗呢？

宫颈癌的主要治疗手段是手术治疗和放疗，化疗是配合手术或放疗的一种辅助手段。如果病理分期为ⅠB3和ⅡA2期，在行根治性子宫切除术后，若存在高危因素（包括淋巴结转移、子宫旁或手术切缘阳性），则需行辅助化疗。ⅡB~ⅣB期的宫颈癌患者不推荐根治性手术治疗，也就不存在术后辅助化疗的概念。

子宫内膜癌患者术后应根据病理学危险因素分级来决定是否需要辅助化疗，低危、中危、淋巴结分期为N0的高危子宫内膜癌患者可不进行辅助化疗。未进行淋巴结分期手术（cN0/pNx）的高、中危患者，如果是弥散局灶淋巴脉管间隙浸润和（或）Ⅱ期的患者可考虑增加辅助化疗，高危的子宫内膜癌患者需行辅助化疗。

卵巢癌ⅠA和ⅠB期G1分化全面分期手术后的患者无须辅助化疗，而G2分化可酌情给予辅助化疗，其他全面分期手术后Ⅰ期、Ⅱ~Ⅳ期行肿瘤减灭术的患者均需要行辅助化疗。

术后辅助化疗可以延缓复发，改善生存。医师会根据术后的病理、分期及高危因素来决定患者是否需要做辅助化疗。

六、什么是"一线""二线""三线"治疗？

肿瘤患者在治疗过程中，常常会听到医师说目前的治疗属于"一线""二线"或"三线"治疗。这究竟代表什么意思呢？

一些中晚期肿瘤患者，如果无法通过手术或者放化疗联合达到根治的效果，就需要通过化疗、局部放疗、靶向治疗或免疫治疗等进行姑息治疗。虽然这些治疗手段无法根治肿瘤，但可以缓解患者的症状，提高患者的生活质量，延长患者的生存期。

在明确诊断之后，针对不能进行根治性手术或者根治性放化疗的患者，医师会根据患者的实际情况，结合相关的检查指标、疾病进展状态及现有指

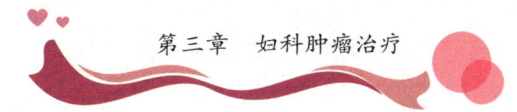

南和规范综合评估,选择对患者最为合适、生存获益最大的治疗方案。其中最先被推荐使用的方案叫作一线治疗方案。经一线方案治疗后,若肿瘤出现复发或进展,说明患者已对一线治疗药物耐药,这时需要更换原有治疗方案或选用下一种治疗方案,此时的治疗方案就是二线治疗方案。以此类推,二线治疗耐药或出现进展后,就需要换为三线治疗方案。

标准的妇科肿瘤"一线""二线""三线"治疗方案是基于大量的大型随机对照临床试验得出的。毫无疑问,一线的治疗方案肯定是疗效最好的,不良反应相对较低,能让患者获得最大生存益处。虽然越往后线的治疗方案控制肿瘤的效果相对不如前一线,但仍能在当时情况下使患者继续获得最佳生存益处。

七、紫杉醇类——妇科肿瘤常用且重要的治疗药物

在妇科肿瘤的治疗中,紫杉醇类药物作为最常用的化疗药物之一,其地位和重要性不言而喻。但是很多患者甚是疑惑,虽然都叫紫杉醇,但为什么有些患者用的是普通紫杉醇,有些用的是"加了清蛋白"的紫杉醇,还有些用的是"脂质体"的紫杉醇?这些紫杉醇类药物到底有什么不一样呢?

目前国内的紫杉类药物主要有4种类型:紫杉醇注射液、多西他赛、脂质体紫杉醇、清蛋白结合型紫杉醇。其中,紫杉醇注射液、脂质体紫杉醇及清蛋白结合型紫杉醇的作用物质都是紫杉醇,多西他赛的作用物质为半合成紫杉醇类似物。它们都主要作用于肿瘤细胞内的微管蛋白,阻碍肿瘤细胞的分裂,使其无法复制,最终凋亡。

由于紫杉醇不溶于水,紫杉醇注射液、多西他赛、脂质体紫杉醇的溶剂各不相同,都需要在治疗前做预防过敏反应的处理;清蛋白结合型紫杉醇则因为清蛋白属于内源性天然产物,不需要做预处理,所以使药物安全性得到了较大幅度提升。

紫杉类药物的不良反应大致相似,通常包括过敏反应、骨髓抑制、神经毒性、心血管毒性、关节及肌肉痛、胃肠道反应、肝脏毒性、脱发等。

在适应证方面,卵巢癌患者一线化疗方案首选卡铂+紫杉醇,而不能耐

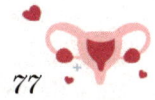

受紫杉醇的患者，可以次选多西他赛＋卡铂。同样的，紫杉醇脂质体与紫杉醇疗效相当，且安全性相对更高，对于紫杉醇注射液不能耐受的患者，也可以考虑换用紫杉醇脂质体继续治疗。而清蛋白结合型紫杉醇可以作为复发性卵巢癌患者的次选方案。

紫杉醇类药物是妇科肿瘤最重要的药物之一，应根据患者的病情合理选择。

八、什么是"周疗"？与常规化疗有什么不同？

大部分的常规化疗方案是每3~4周1次，在1~5天内结束。而所谓的"周疗"，改变了常规化疗的方式，是每周给药1次，每次1天，连续3周为1个疗程，第4周休息，1周后再开始下一疗程。周疗并不是把常规化疗的总药量平均分配到每周来分次输注，而是根据一定的药物浓度，使药物剂量刚好能杀伤肿瘤细胞，而又不会损伤正常细胞。实际上，1个疗程下来，周疗药物的总剂量往往超过常规化疗的剂量。虽然如此，患者的不良反应却减少了，总体耐受性也更好。但不是所有肿瘤或所有化疗药物都适合周疗，对于生长周期长的肿瘤细胞，采用周疗方案意义不大。

最开始，紫杉醇的周疗方案在乳腺癌中应用广泛。紫杉醇是妇科肿瘤化疗的基本药物，在妇科肿瘤治疗中享有一定的地位。在妇科肿瘤的化疗方案中，最常用的是紫杉醇＋卡铂的周疗方案。有研究提示，在年老体弱的卵巢癌患者中，紫杉醇联合卡铂的周疗方案（每4周为1个疗程）与标准3周方案（每3周为1个疗程）相比，预后无明显差异，且耐受性良好。

清蛋白结合型紫杉醇比普通紫杉醇安全性更好，不良反应更少，无须预处理，使用也更方便，其周疗方案已成为主流方案。不仅乳腺癌，肺癌、胰腺癌及卵巢癌的指南中也推荐清蛋白结合型紫杉醇的周疗方案。在晚期卵巢癌经紫杉醇联合卡铂方案治疗后出现进展的情况下，清蛋白结合型紫杉醇的周疗方案可让患者获益。

无论是周疗，还是标准的3周治疗，都是经过大量临床研究得出的安全有效的方案，临床医师会根据每位患者的瘤种、分期及耐受情况，为患者选

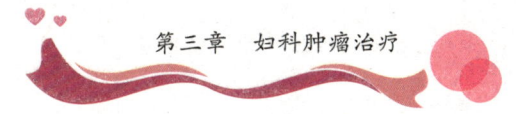

用更为合适的治疗方案。

九、留置深静脉通路的意义何在？有哪些建立通路的方法？

化疗前为什么要留置深静脉输液导管呢？首先，化疗药物多为生物碱制剂或细胞毒制剂，对表浅的静脉有较强的腐蚀性和刺激性，容易造成血管炎，频繁输注还可能造成周围皮肤坏死和溃破。其次，很多晚期患者营养状况差，如合并腹腔积液或肠梗阻，需静脉营养支持，经常输入营养液或化疗药物，易导致外周静脉穿刺困难，使营养或治疗药物无法正常供给。如果建立了深静脉通路，由于其血流快、管腔粗，化疗时输注的药物很快会被经过的血流稀释，不易对血管壁造成刺激，还可以避免反复扎针导致的药物外渗、静脉炎等不良反应。

那么，临床上有哪些建立深静脉通路的方法呢？它们各有什么利弊？

（1）经外周静脉穿刺中心置管（PICC）。从肘部的某静脉穿刺，将导管沿手臂血管上行至上腔静脉留置。PICC可保留6~12个月，血栓概率低且穿刺成功率和安全性高，可洗澡（避开穿刺点），但需每周前往专业机构冲管维护，以防导管堵塞。

（2）输液港（PORT）。通过小手术将输液泵埋入胸前区皮下组织，泵的输液导管留置并进入锁骨下静脉或上腔静脉内。PORT可保留在体内5年，只需每个月护理冲洗1次，不影响美观，可洗澡，且血栓风险低。由于这是一个小手术，所以操作比较复杂且置管价格昂贵（暂未进入医保），每次输液时需在输液港表皮扎针（有轻度刺痛感）。

（3）颈内静脉置管、锁骨下静脉置管、股深静脉置管。这些都属于临时放置的深静脉导管，穿刺置管路径短，穿刺成功率高。其中，颈内静脉置管从颈部的颈内静脉穿刺，导管沿颈部血管下行至上腔静脉留置；锁骨下静脉置管是从锁骨下静脉穿刺，导管沿锁骨下静脉进入上腔静脉留置；股深静脉置管是从股静脉穿刺，导管沿股管进入髂静脉留置。这些置管穿刺点周围有大动脉，穿刺风险大，且需要每天用肝素钠冲洗维护，患者化疗结束出院前

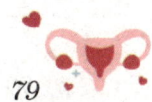

需拔管，加之留置时间不能超过 1 个月，所以每次化疗均要重新置管，反复穿刺可造成血管瘢痕，加大穿刺难度，同时使血栓风险增高。

十、为什么同样的化疗方案，不同患者使用的药物剂量不同？

临床上经常会听到患者相互交流后询问医师："为什么两个人化疗方案里的药物是一样的，但使用的剂量却不同？"其实，所有治疗药物的剂量都是由公式计算得出的。医师在给患者制订好化疗方案后，会根据患者的身高和体重，通过专业的计算公式得出适合患者的药物剂量。

例如，一位卵巢癌患者，其身高为 165 厘米，体重为 60 千克，计算出来的体表面积为 1.65 平方米，拟使用"TCbp（紫杉醇联合卡铂）"方案化疗，这个方案的推荐剂量是：紫杉醇按 135~175 毫克/米^{2}使用，得出最终剂量为：1.65×（135~175）=222.75~288.75 毫克。而卡铂是按照血药浓度－时间曲线下面积（AUC）和肌酐清除率的数值，根据 Calvert 公式计算得出的。卡铂剂量（毫克）= 所设定的 AUC×（肌酐清除率 +25），AUC 取值范围为 5~7，常取 5。假如这个患者的肌酐清除率为 80 毫升/分，最终的卡铂剂量为 5×（80+25）=525 毫克。当然，患者使用的最终化疗剂量还需根据其体力状态及重要脏器功能的情况综合评估后进行调整。因为国内化疗药物的推荐剂量大多是参照欧美国家的推荐剂量制订的，考虑到东西方人种的差异，实际所用的药物剂量会略低于计算得出的剂量。

所以，即使是同样的化疗方案，不同身高和体重、不同体能状况、不同常规指标的患者，使用的化疗剂量都不尽相同。临床医师会根据专业的计算公式及个人耐受情况制订出适合每一位患者的化疗剂量，在最大限度抗肿瘤的同时，尽量减少因剂量带来的相关不良反应。

十一、化疗为什么会引起恶心和呕吐？

恶心、呕吐是肿瘤药物治疗最常见的不良反应，化疗所致的恶心和呕吐是指由化疗药物引起的或与化疗药物相关的恶心［以反胃和（或）急需呕吐为特征的状态]和呕吐（胃内容物经过口吐出的一种反射动作）。那么，化疗究竟是如何引起恶心、呕吐的呢？

其实，呕吐是由大脑控制的一个多步骤的反射过程。简单来说，就是化疗药物进入体内，与相应的受体结合，再通过神经传导将信号传入大脑，大脑进行呕吐反射的处理，最后释放传出信号到不同的组织和器官，从而诱导呕吐。整个呕吐的反射过程主要通过中枢途径和外周途径2条通路引起。

（1）外周途径：主要作用于消化道部位的5-羟色胺（5-HT3）受体，抗肿瘤药物诱导肠嗜铬细胞释放血清素，激活迷走神经的5-HT3受体，继而将信号传递到大脑。外周途径引起的呕吐一般在给予抗肿瘤药物24小时之内发生，表现为急性呕吐。

（2）中枢途径：神经激肽受体包括神经激肽1受体（NK1R）、神经激肽2受体（NK2R）、神经激肽3受体（NK3R），其中的NK1R存在于神经元、脑干、胃肠道等细胞中，在大脑呕吐中枢含量最高。P物质属于激肽家族的调节多肽，可由神经细胞和胃肠道中的内分泌细胞产生，与NK1R的结合能力最强，通过三磷酸肌醇作用于细胞膜的钙离子通道，引起去极化和蛋白激酶活性的改变，继而引发呕吐等生理反应。中枢途径主要与急性和迟发性（化疗24小时之后发生，48~72小时达到最强，可持续6~7天）恶心或呕吐的发生相关。

除此之外，如果患者在前一次化疗时经历了难以控制的呕吐，在下一次化疗开始之前也有可能出现恶心、呕吐的症状。这是一种条件反射，主要由精神、心理等因素引起。

十二、如何减轻患者因化疗引起的恶心和呕吐？

恶心、呕吐可影响患者的生活质量，不仅让患者在治疗过程中心情低落、感受性差，也会降低治疗的耐受性，而且容易造成代谢紊乱、电解质紊乱、营养缺乏、体重减轻等后果，最终很多患者会害怕化疗、抵触化疗，从而影响化疗的实施和疗效。因此，有效地控制患者的恶心和呕吐是非常必要且重要的。那么，如何减轻化疗引起的恶心、呕吐呢？

化疗诱导的恶心和呕吐主要与所使用的化疗药物相关，按照不给予预防处理时抗肿瘤药物所致急性呕吐的发生率，可将抗肿瘤药物的致吐风险分为4级。①高度致吐风险：急性呕吐发生率＞90%。妇科肿瘤常见的化疗方案中，顺铂和卡铂的联合方案就属于此类。②中度致吐风险：急性呕吐发生率为30%~90%，如多柔比星＜60毫克/米²单药或表柔比星＜90毫克/米²单药。③低度致吐风险：急性呕吐发生率为10%~30%，如吉西他滨、紫杉醇类、依托泊苷、培美曲塞等单药化疗。④轻微致吐风险：急性呕吐发生率＜10%，如抗PD-1免疫药物（如帕博利珠单抗、纳武利尤单抗等）、长春花类药物（如长春新碱、长春瑞滨）等。除了化疗药物，恶心、呕吐的发生也受其他多种因素影响，包括药物的使用剂量、患者个体化差异（如性别、年龄、饮酒史、体能状态等）。

临床上，医师会根据患者使用化疗方案的致吐风险、药物使用剂量、既往化疗时恶心和呕吐的控制情况，以及患者的个人耐受情况综合评估来选用不同的止吐方案。对于高致吐性方案所致恶心、呕吐的预防，在化疗前往往采用三药联合方案：地塞米松、5-HT3受体拮抗剂（司琼类止吐药）和NK-1受体拮抗剂（匹坦类止吐药），必要时还可加上抗精神病药物（如奥氮平），可用于三药止吐后仍出现呕吐的患者；针对中致吐性方案，采用5-HT3受体拮抗剂联合地塞米松的标准二联方案就可以，但如果标准二联方案使用后仍出现恶心、呕吐，可酌情加用NK-1受体拮抗剂；对于低致吐性方案的预防，可使用单一止吐药物，如5-HT3受体拮抗剂、地塞米松或多巴胺受体拮抗剂（如甲氧氯普胺）等；对于轻微致吐的方案，常规治疗前不需要给予止吐药物，但如果患者发生呕吐，可参照低致吐性方案的药物选择。

止吐药需在每次抗肿瘤药物开始前使用，并覆盖整个风险期。高度致吐方案导致的恶心、呕吐风险，在每次抗肿瘤药物治疗结束后持续至少3天；中度致吐方案导致恶心、呕吐的风险，在每次抗肿瘤药物治疗结束后持续至少2天。接受多种抗肿瘤药物治疗的患者存在急性和延迟性恶心及呕吐的双重风险，抗肿瘤药物首日后急性和延迟性恶心及呕吐重叠，需做好全程恶心、呕吐的管控，如有必要，可给予止吐药至化疗后1周。总体来说，这些止吐

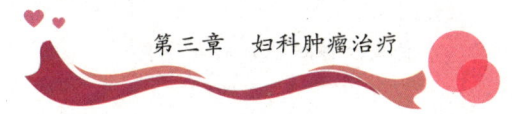

药的不良反应可耐受，包括便秘、困乏、头痛等不适，予以通便或休息观察即可缓解。

目前，临床上使用的止吐药有注射药、口服药、透皮贴等，医师会根据患者的不同情况，选择不同的给药途径。除了使用药物，保持愉悦的心情、避免接触刺激性的异味、采取心理干预疗法、分散患者的注意力，以及运动和催眠等行为疗法也有助于减少恶心和呕吐的发生。

十三、化疗期间为什么要定期复查血常规、肝肾功能？

很多患者都会在出院小结的第一条中看到"出院后定期复查血常规、肝肾功能"的字样，不仅如此，医师也会在患者出院时再三强调需定期查血。为什么这么强调化疗期间查血呢？

抗肿瘤治疗的大部分化疗药物都是与细胞周期相关的，其中细胞周期非特异性药物能杀死各个时相的肿瘤细胞，而周期特异性药物主要杀伤增生期的细胞，这些化疗药物在杀死增生的肿瘤细胞的同时，也在杀死体内其他正在增生的自体细胞，如外周血细胞。外周血中红细胞寿命为120天，血小板为5~7天，而白细胞只有6~8小时，骨髓中粒细胞增生最活跃，因此这些化疗药物最先杀伤的是白细胞，最先表现的是白细胞下降，其次是较轻、较晚的血小板和红细胞下降（也就是化疗最常见的不良反应——骨髓抑制）。白细胞对人体具有重要的保护功能，能够防御"外敌"的入侵，有"人体卫士"的美称。各种原因导致的白细胞（更重要的是其中的中性粒细胞）降低可能带来感染风险的增加，尤其是高龄、免疫力差的患者，严重者可发生感染性休克，危及生命。红细胞除了运送氧气，还具有免疫功能，红细胞降低可能会导致贫血、头晕等不适症状。血小板对机体的止血功能极为重要，如出现血小板明显降低，有出血风险及凝血系统失衡，一旦累及重要部位（如大脑）或出血量多，可危及生命。

大部分抗肿瘤药物都是通过肝脏或肾脏代谢的，化疗药物可直接引起肝功能急性损害，临床可表现为肝功能检查异常、肝区疼痛、乏力、黄疸、食欲不佳等，严重者可发生肝性脑病、肝性昏迷；部分化疗药物可引起肾脏损伤，

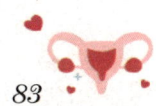

主要表现为肾小管上皮细胞急性坏死、变性，严重时出现肾衰竭，患者可出现腰痛、血尿、水肿、电解质紊乱等，甚至危及生命。

化疗后血常规、肝肾功能异常可引起上述不良后果，如果不及时纠正和治疗，不仅会延长治疗时间，影响抗肿瘤治疗，还可能危及生命。所以，化疗期间务必要定期监测血常规、肝肾功能。

根据WHO分级标准，骨髓抑制可分为0~Ⅳ级。0级：白细胞≥4.0×10^9/升，血红蛋白≥110克/升，血小板≥100×10^9/升。Ⅰ级：白细胞（3.0~3.9）×10^9/升，血红蛋白95~10^9克/升，血小板（75~99）×10^9/升。Ⅱ级：白细胞（2.0~2.9）×10^9/升，血红蛋白80~94克/升，血小板（50~74）×10^9/升。Ⅲ级：白细胞（1.0~1.9）×10^9/升，血红蛋白65~79克/升，血小板（25~49）×10^9/升。Ⅳ级：白细胞<1.0×10^9/升，血红蛋白<65克/升，血小板<25×10^9/升。

十四、白细胞低了如何处理？哪些患者需要"预防性升白"？

化疗过程中定期复查血常规非常重要，但如果出现白细胞降低，该如何处理呢？临床上，针对白细胞降低，主要使用重组人粒细胞集落刺激因子注射液（俗称升白针）进行治疗。升白针主要用于2种情况：一种是化疗导致白细胞降低，通常使用的是短效升白针；另一种是为了保障治疗强度及化疗安全性而进行预防性升白（无论白细胞是否降低），临床上常用的是长效升白针。

（1）短效升白针。一般用于化疗后白细胞减少时。每日1次皮下注射，直至中性粒细胞回升至5×10^9/升以上时停止给药。这有助于缩短白细胞缺乏的持续时间，降低继发感染的风险。对于已经因化疗导致白细胞降低而引起感染的患者，应用升白针则是为了尽快提升白细胞至安全水平，以利于控制感染。

（2）长效升白针。主要是基于医师的判断和临床指南的要求进行的。长效升白针在化疗后48小时使用，作用可维持14天。那么，哪些患者需要预防性使用长效升白针呢？临床上，医师会根据患者化疗的目的、化疗方案、身体状况、既往化疗后的骨髓抑制情况及合并症等进行综合评估。那些高危的、可能在化疗后出现状况的患者，需要在化疗后采取预防措施：①化疗方案强

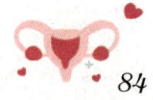

度大，患者出现中性粒细胞缺乏伴发热的风险在20%以上，对患者来说减少化疗剂量或推迟化疗时间可能影响治疗效果时；②即使化疗方案强度小，出现中性粒细胞缺乏伴发热的风险在20%以下，但如果是年老体弱、有慢性病，或是高龄、治疗耐受性差的患者；③对于既往多次化疗或放疗的患者，或是有骨髓转移致骨髓代偿能力差的患者。

那么，是不是只要白细胞降低，就要使用升白针呢？我们知道，白细胞减少一般出现在化疗后的7~14天（部分药物出现得更早），其水平变化呈"U"形。因此，对于升白针，建议根据白细胞减少发生的时间、程度及患者的情况，综合判断是否使用升白针及使用天数。如果白细胞减少发生在"波谷"之前，而且程度比较重，就应积极地给予升白治疗。升白针的使用时间，一般要跨越上述化疗后的白细胞低谷，直到白细胞恢复正常或接近正常。如果白细胞减少是在"波谷"之后，患者血常规呈逐渐恢复的趋势，白细胞减少的程度又不是很重，密切观察也是可行的。很多患者使用升白治疗后可出现全身骨骼和肌肉酸痛的表现，这是骨髓中粒细胞被刺激后的正常反应，大多可自行缓解，必要时可给予非甾体抗炎药（NSAIDs）对症处理。

中性粒细胞缺乏伴发热，是指单次体温≥38.3℃，或体温≥38.0℃并持续1小时以上，且中性粒细胞<0.5×10^9/升，或<1.0×10^9/升但预计48小时内降至0.5×10^9/升以下。发生中性粒细胞缺乏伴发热的患者在下一次化疗时，需行化疗剂量的调整（下降原剂量的20%~25%）。原则上，Ⅰ级以上的中性粒细胞下降或其他骨髓抑制不予化疗（口服化疗药可放宽至Ⅱ级）。

十五、如何应对血红蛋白下降？

肿瘤患者在疾病发展过程中及治疗过程中出现血红蛋白（Hb）低于正常的症状，称为肿瘤相关性贫血。妇科肿瘤如出现肿块破裂出血、癌细胞侵犯骨髓、肿瘤相关因子影响骨髓造血功能、长期放化疗，以及患者本身营养吸收障碍、铁代谢异常均可导致贫血。这不仅会使患者感觉到疲劳、头晕不适，大大降低生活质量，还会加重肿瘤细胞乏氧，引起肿瘤细胞在基因水平上发生改变，进而造成肿瘤耐药和进展。

目前，针对肿瘤患者贫血的主要治疗手段包括病因治疗、输血、注射促红细胞生成素和补铁。

（1）病因治疗。肿瘤相关性贫血往往与肿瘤本身相关，肿瘤的发生、发展可加重贫血，控制肿瘤大小、降低肿瘤负荷才是改善肿瘤相关性贫血最根本的手段。

（2）输血。是治疗肿瘤相关性贫血的主要方式，可以快速升高血红蛋白的浓度，但是反复输血容易引起过敏、感染、相关免疫反应等，应在严格把握输血指征的情况下进行。Hb 水平明显下降至 70 克/升或 80 克/升之前，原则上不考虑输血治疗，只有当 Hb < 60 克/升或临床急需纠正缺氧状态时才考虑输血治疗，或肿瘤发生大出血造成休克时需快速输血急救。

（3）注射红细胞生成素（EPO）。血红蛋白 ≤ 100 克/升就可以进行 EPO 治疗，它可以减少输血需求，提高患者的生活质量。如果使用 EPO 后，血红蛋白平稳上升至 120 克/升就可以停药。但是 EPO 会增加血栓风险，所以对有血栓形成的高危人群，在无禁忌的情况下应使用抗凝治疗。

（4）补铁。对于明确缺铁者，给予补充铁剂治疗。可通过静脉或口服补充铁剂。日常生活中，除注意保证营养均衡外，也可以通过多吃猪肝、红肉等食物来补充铁。

原则上，Hb 低于 80 克/升时，不建议肿瘤患者进行化疗，所以应定期复查血常规，及时对症治疗，防止因贫血而推迟化疗、延误病情。

十六、血小板下降应如何处理？

肿瘤化疗相关性血小板减少症（CIT）为化疗常见的不良反应。由于血小板降低而推迟化疗或减少化疗剂量，甚至终止治疗，会影响抗肿瘤的治疗效果。不仅如此，升血小板治疗还会延长住院时间，增加医疗费用，给患者造成经济负担。最重要的是，血小板低下增加了出血的风险，严重者可导致死亡。

在妇科肿瘤的化疗中，含吉西他滨、顺铂、异环磷酰胺或多柔比星的化疗方案容易引起血小板降低；放疗可进一步影响骨髓的造血功能，使得血小板生成减少。所以，为了不影响抗肿瘤治疗的进行，同时缩短血小板减少的持续时间，降低出血风险，针对血小板下降的治疗尤为重要。目前 CIT 的治

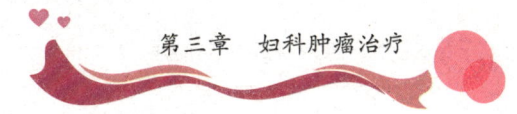

疗主要包括输注血小板和给予促血小板生长因子 2 种方法。

（1）输注血小板。是升血小板最有效、最快的方法，可有效降低出血的风险和病死率。临床上，根据出血分级标准及患者血常规中的血小板数值，可给予血小板输注。当血小板 ≤ $10×10^9$/升时，需预防性输注血小板。但输注的血小板维持期短、消耗迅速，容易产生血小板抗体，不仅会出现无效输注，还可带来感染性疾病的风险。

（2）给予促血小板生长因子。重组人白介素-11（rhIL-11）及其衍生物和重组人血小板生成素（rhTPO），它们是促血小板细胞因子药物，对不符合血小板输注指征的血小板降低的患者，在血小板 < $75×10^9$/升时可使用。

临床上，如果规范使用促血小板生长因子后仍不见起色，需考虑是否合并有其他原因引起的血小板降低，如再生障碍性贫血、脾大、免疫性血小板减少等，通常需要联合其他治疗才能更好地恢复血小板水平。

十七、不同升血小板药物有何不同？各有什么不良反应？

肿瘤化疗相关性血小板减少症的主要治疗措施包括输注血小板和给予促血小板生长因子。临床上，医师会根据患者是否出血及血小板的数值选择治疗方案，但绝大部分患者都不符合血小板输注指征，故药物治疗尤为关键。

那么，不同的升血小板药物有什么不同？它们各有什么不良反应呢？

（1）重组人血小板生成素（rhTPO）。它可以促进巨核细胞（骨髓中最终可以生成血小板的细胞）前体细胞的增生和分化，对巨核细胞生成的各个阶段都有刺激作用。在血小板 < $75×10^9$/升时应用，剂量为每日 300 单位/千克，每天 1 次，连续用药，一般每周查血常规 2 次，当血小板 ≥ $100×10^9$/升或较用药前升高 $50×10^9$/升时可停药。如果同时发生白细胞降低或贫血，rhTPO 可与升白针或 EPO 联合使用。TPO 不良反应主要表现为发热、乏力、关节疼痛等全身症状，总体来说，可耐受，安全可控。

（2）重组人白介素-11（rhIL-11）。主要使外周血小板数量增多，同时还可以使网织红细胞和白细胞数量增多。血小板在（25~75）$×10^9$/升时可应用，连续用药 7~10 天，当血小板 ≥ $100×10^9$/升或较用药前升高 $50×10^9$/升时可停药。在并发严重白细胞降低或者贫血时，可与升白针或者 EPO 联合使用。rhIL-11

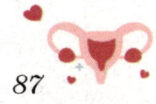

主要的不良反应为水肿、发热，用药期间应监测患者尿量，必要时给予利尿剂对症治疗，同时关注电解质情况，一旦出现心衰、胸闷不适，建议停药。在老年患者中应评估后酌情使用。

（3）血小板生成素受体激动剂：主要用于慢性免疫性血小板减少性紫癜，目前暂未批准用于化疗相关性血小板减少，但如果 rhIL-11 或 rhTPO 反应不佳时可以考虑使用。主要不良反应为肝、肾功能损害，用药期间应定期监测。

十八、患者出现肝肾功能异常怎么办？

妇科肿瘤患者在化疗过程中也要定期复查肝、肾功能，因为化疗药物及其代谢产物可直接损害肝细胞或者肾小管细胞，造成肝、肾功能损害。不仅如此，化疗药物的代谢也需通过肝、肾，如果脏器功能受到损害，会引起药物蓄积于体内，加重肝、肾负担，同时药物相关的不良反应就会增加。如果肝、肾功能不达标，就不能进行化疗。

化疗期间的患者，如果出现肝、肾功能异常，切勿忽视，需找出原因，保肾、保肝至关重要。

（1）肝功能异常。生化检查中可表现为转氨酶及胆红素升高。胆红素升高以直接胆红素为主，伴碱性磷酸酶（ALP）、谷氨酰转肽酶（GGT）升高。原因可能有以下几个方面。

1）曾有肝炎病史：化疗后患者免疫力弱，肝炎病毒重新活跃，损害肝功能，免疫指标提示肝炎病毒抗原阳性或 DNA 阳性，生化指标常表现为转氨酶明显升高，应及时行抗病毒治疗和保肝治疗。

2）疾病进展：妇科肿瘤晚期也可发生肝转移，或者腹腔肿块压迫肝门区造成胆管堵塞。生化指标提示转氨酶升高的同时伴有直接胆红素明显升高，需进一步做影像学检查评估是否需要放支架引流，同时予以保肝、退黄治疗。

3）化疗引起的肝功能损害：如果指标轻度升高，可能只是轻度肝损伤，可通过口服或静脉使用保肝药对症治疗；如果严重升高，可考虑化疗药物的减量或更换化疗方案。如合并使用免疫药物，需警惕免疫相关性肝炎，诊断后及早使用激素治疗。

（2）肾功能异常。生化检查中可表现为肌酐、尿素氮升高。原因可能有

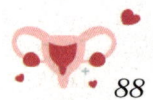

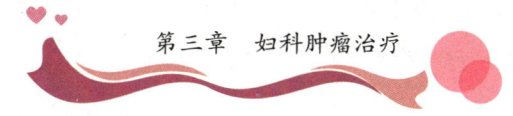

以下几个方面。

1) 化疗引起肾功能损害：妇科肿瘤化疗方案中的含铂方案可导致肾功能损害，尤其是含顺铂方案，需补充足够液体量去水化和碱化尿液及利尿。

2) 腹腔肿瘤压迫：妇科肿瘤腹腔和盆腔的广泛转移可压迫膀胱、输尿管等，严重时引起肾水肿，造成肾功能损伤。针对肿瘤的病因治疗，以及必要时行泌尿系统流出道的改道（膀胱造瘘、肾输尿管双J管置入术）来改善肾功能十分必要。

3) "入"少"出"多：患者可由于化疗引起呕吐、摄入差、营养差，或因为呕吐、腹泻及利尿剂的使用而引起脱水，这些均会导致血容量不足，引起肾灌注不良，损伤肾功能，此时需补液来纠正液体丢失。液体不足会使肾血流减少，最终导致肾小管变性和坏死。

化疗过程中定期监测肝、肾功能尤为重要，只有好的肝、肾功能，才能保证抗肿瘤治疗正常进行，更是人体发挥正常合成、代谢和免疫功能的基础。

十九、为什么化疗容易掉头发？

很多肿瘤患者一听到化疗，第一反应就是会掉头发，这也是患者比较担心和害怕的事情。那么，为什么化疗容易掉头发呢？化疗结束后，头发能不能再长回来呢？

在治疗过程中，大部分化疗药物主要通过杀伤增生期的细胞来达到治疗的目的，这些化疗药物在杀死增生的肿瘤细胞的同时，也会误杀体内其他正在增生的自体细胞，除了血细胞之外，一直处于生长状态的毛发细胞也不可避免地会被化疗药物误伤，除头发外，其他部位长得快的毛发，如眉毛、腋毛、胡须等，也会有脱落的现象。不仅如此，像口腔、胃肠道等消化道黏膜也会因更新速度快而被化疗药物波及，患者常常会出现口腔溃疡、腹泻等消化道症状，只是由于这些消化道黏膜细胞没有毛发位置表浅，没那么受关注。所以，脱发的根本原因是毛发生长得太快。但不是所有人都会出现脱发的现象，这与化疗药物的不同及自身情况有很大的关系，有的人会大量脱发，有的人只掉少量头发甚至不掉头发。

紫杉醇作为妇科肿瘤最常用的化疗药之一，其脱发发生率可达80%以上，通常在化疗后的2周左右出现，有些人甚至会更早出现，但是大部分患者在停止化疗2个月后头发就可以再生。由于大部分妇科肿瘤患者的化疗时间会持续6~8周，所以在化疗期间脱发是不可避免的，患者应尽早调整好心态，消除心理恐惧；脱发后及时清理头发，以免造成心理负担；坚持到化疗结束，头发又可以重新长回来。

二十、患者化疗后出现手脚发麻，该不该停药？

很多患者在化疗后会出现手脚发麻的症状，部分患者用药之后走路感觉像"踩棉花"，严重的时候甚至出现四肢疼痛，不敢碰东西，不敢走路。这些四肢末端的感觉异常、麻木等症状是化疗引起的常见不良反应之———化疗诱导的周围神经病变（CIPN）。

临床上常用的铂类、紫杉醇类及长春花生物碱类等抗肿瘤药物均有周围神经毒性，这些药物往往是妇科肿瘤常用的化疗药物，所以妇科肿瘤患者在化疗后常常出现周围神经病的症状，不仅影响患者的日常生活，有些甚至因此无法完成化疗。目前CIPN发生的机制可能包括药物损伤神经微管导致神经轴运输功能障碍、神经纤维变性，以及药物对感觉神经的直接损害。紫杉醇类及长春花生物碱类药物均是通过抑制微管蛋白功能杀死肿瘤细胞的，它们在杀死肿瘤细胞的同时也干扰了神经轴突微管的功能，从而产生周围神经病变。铂类药物神经毒性的发生与剂量相关，当累积剂量达到一定量后，神经病变的发生概率明显增加。

出现了神经毒性，应该如何治疗，是否需要停用化疗药呢？目前，降低剂量或者延长用药间隔周期是防治顺铂神经毒性的唯一有效措施；对于长春花生物碱类药物所致的神经毒性，一旦出现症状，须及时调整用药剂量及给药频率，严重者则停药；紫杉醇类药物一旦发生神经毒性，减量或停药是最主要的方法。临床上，补充维生素B_{12}可能对神经症状有一定的缓解作用。

CIPN虽然常见，但通常可以耐受。一旦患者出现Ⅲ级及以上的神经毒性［不能耐受的感觉异常和（或）明显的运动丧失］，则须停止使用相应的

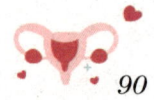

化疗药物。

二十一、如何评价化疗是否有效？

接受化疗后的患者和家属最关心的就是化疗以后肿瘤有没有缩小，化疗是不是有效果。那么，临床医师是如何评价化疗是否有效的呢？

在妇科肿瘤中，评价化疗是否有效往往针对的是肿瘤未达到根治的患者。化疗是局部晚期或复发和转移肿瘤最重要的治疗手段之一，评价化疗是否有效，临床上须结合影像学检查、肿瘤标志物及患者的一般情况综合考虑。

影像学检查是目前评估化疗是否有效最直观、最准确的手段，医师通过对比治疗前后影像学检查（CT、MRI、PET-CT等）上肿瘤的大小变化来判断肿瘤是否进展，从而判定化疗方案是否有效。肿瘤标志物也有一定预示疾病进程的作用，但由于肿瘤标志物容易受多种因素影响，而且有些肿瘤并没有特异性的肿瘤标志物（如子宫内膜癌），不能完全说明病情。虽然如此，临床上医师会参考肿瘤标志物来协助影像学检查，共同评估疾病的状态，从而评估化疗的疗效。患者的一般情况往往也能反映治疗的效果，如患者食欲、情绪、体重、状态较前明显好转，往往提示治疗有效。

这里通过举例简单介绍目前临床上最常用的评估体系。比如卵巢癌伴肺转移的患者，化疗2个周期后要评估疗效，由于腹膜上的微小病灶不容易测量，故可以选取肺部的病灶来进行测量。一般临床医师在化疗前会选择影像学上的肿瘤病灶（每个器官最多选择2个肿瘤病灶，总共不超过5个），并对其最长直径（淋巴结记录短径）进行测量后相加，将得出的结果作为"基线"数值，等化疗后再次测量这些病灶的长径，并将长径之和与基线数值相比，如果缩小的程度与基线相比超过30%，就为部分缓解；如果增大超过20%，就是病情进展；如果缩小没有达到30%，增大也没有超过原有的20%，则视为稳定；如果患者体内所有病灶完全消失（测量数值为0），肿瘤标志物完全正常，疗效评估为疾病完全缓解。如果病灶缩小或者消失了，证明当前治疗有效，可继续原有方案；如果病情进展，应尽快更换治疗方案。

这仅仅是最简单的评估情况，如果患者存在胸腔积液、腹腔积液、骨转移等不能评估的情况，评估细节就会变复杂。另外，如果出现了新的病灶，疗效评估为进展，但如果原有病灶明显缩小了，则需由专业医师综合评估来判定化疗是否有效、是否继续或调整治疗方案。

二十二、推迟化疗是否会影响治疗效果？

对于肿瘤患者来说，如果疾病稳定，化疗的方案和时间都是固定的，按时、按疗程地完成化疗才能达到最佳的抗肿瘤疗效。但任何事情都不是一帆风顺的，或由于医院床位紧张，或因常规检查指标不合格、自身免疫力差无法耐受治疗等，很多患者不得不推迟化疗。那么，推迟化疗到底会不会影响治疗效果呢？

目前，大部分化疗的周期为 21 天，这是根据肿瘤的倍增时间、化疗药物的不良反应持续时间及机体本身恢复时间设定的，不同类型的肿瘤倍增时间不一样，化疗药物导致的骨髓抑制通常出现在化疗后第 2 周（这也是需要严密监测的阶段），而化疗后的第 3 周患者机体处于恢复状态，为下一周期的化疗做准备。一次化疗并不能杀死所有的肿瘤细胞，只能消灭相应比例的细胞，躲过化疗药"绞杀"后残余的细胞可能会被免疫细胞清除，但仍有部分"顽强"的肿瘤细胞会继续增生，这样，接下来按时进行的化疗可以继续"追杀"这部分"残兵"。所以，每一次化疗其实就是在和肿瘤细胞赛跑，在和时间赛跑，如果停下来休息，那么战胜肿瘤的概率会大大降低。

一般来说，延迟几天化疗对治疗效果不会产生太大影响，但如果出现多次或者长时间的延迟，疗效会大打折扣。除非真的是身体无法耐受、指标不合格或者其他不可抗的原因，否则建议尽量坚持按时、按量完成化疗。医师会根据患者的一般情况及耐受情况，选择最合适的方案；患者在化疗间期也要遵循医嘱，定期复查指标，定期评估，及时对症治疗，尽量避免人为因素推迟化疗、耽误病情。

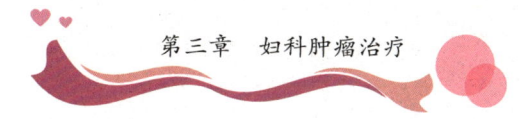

第五节 靶向治疗

一、妇科肿瘤可使用哪些靶向治疗药物？

肿瘤细胞中存在某些特殊的结构点，它们可以是肿瘤细胞膜上或细胞内结构上的一个蛋白质分子，也可以是一个基因片段，并且可以被某些药物特异性识别并结合，成为这些药物追踪、打击的"靶子"。此类药物特异性地与这些靶点结合，通过启动肿瘤细胞内的"死亡信号"而杀死肿瘤，同时又很少损伤正常细胞，因此被称为"靶向药物"，其相应的治疗也被称为"靶向治疗"。这些"特殊的结构点"往往需通过对肿瘤组织或者体液进行检测才能发现，因此，临床上需要对患者手术后的肿瘤标本、肿瘤穿刺样本、肿瘤引起的胸腹腔积液及患者的血液进行检测，了解"靶点"表达的高低，为制订治疗方案提供依据。

目前，在妇科肿瘤的治疗领域中，主要有以下几种靶向药物可供患者选择。

（1）人血管内皮生长因子（VEGF）抑制剂：目前国内主要是贝伐珠单抗，它是一种针对VEGF的重组人源化单克隆抗体。众所周知，肿瘤组织的增生需要在其周边形成大量新血管来运输氧气和营养，这一过程是通过人血管内皮生长因子来实现的。而贝伐珠单抗可抑制VEGF的活性，阻断血管生成，进而抑制肿瘤的生长。目前，贝伐珠单抗常用于复发性卵巢癌、宫颈癌的治疗。

（2）PARP抑制剂：多腺苷二磷酸核糖聚合酶（PARP）在DNA损伤修复和细胞凋亡中发挥重要作用，可以抑制肿瘤细胞DNA损伤修复，通过"协同致死"促进肿瘤细胞凋亡。不仅如此，使用PARP抑制剂还可减少放化疗用药或放射剂量，降低放化疗相关不良反应。目前，PARP抑制剂的使用贯穿卵巢癌的全程治疗。

（3）NTPK融合治疗药物：对于晚期妇科肿瘤患者，如基因检测提示存

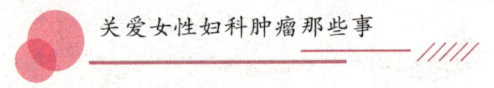

在NTPK融合，可以使用恩曲替尼或拉罗替尼靶向治疗。

（4）PI3K/AKT/mTOR信号通路抑制剂：通过阻断和控制肿瘤增生、RNA转录等PI3K/AKT/mTOR信号通路上的关键分子，达到抗癌效果，代表药物有西罗莫司、依维莫司等。目前关于PI3K/AKT/mTOR信号通路抑制剂单一或联合治疗卵巢癌的临床试验仍在进行中。

目前在我国，妇科肿瘤患者的靶向治疗主要以VEGF抑制剂和PARP抑制剂为主，通过选择合适的靶向药物并制订合理的治疗方案，可以明显改善患者的生活质量，延长患者的生存时间。

PRAP抑制剂可以阻断DNA单链的修复，使肿瘤细胞凋亡（单链修复途径），但是人体中还有同源重组修复通路（HRR通路）上的基因（包括MG47/2基因）是可以修复DNA双链的，光有PRAP抑制剂阻断肿瘤DNA单链的修复是不够的，还需要双链不能复制才能保证肿瘤细胞的凋亡"万无一失"。如果HRR通路上有基因突变，存在缺陷（HRD状态），就无法修复DNA双链，这时再通过PARP抑制剂阻断DNA单链的修复，使肿瘤细胞的2种修复机制都被阻断，肿瘤细胞就会凋亡。临床上把通过这2个途径导致的肿瘤细胞凋亡叫作"协同致死"，这样可以保证肿瘤细胞"必死无疑"。

二、什么是PARP抑制剂？哪些患者适用？

正常情况下，人体每天都会有大量的DNA分子发生单链断裂，而PARP酶正是用来修复断裂的DNA单链的。PARP抑制剂，顾名思义，就是抑制PARP酶的，它可以通过抑制PARP酶的活性，阻止PARP酶对肿瘤细胞中DNA分子损伤的修复。除此之外，PARP抑制剂还可以选择性地捕获PARP酶并将其镶嵌在受损的DNA缺口处，使DNA单链依旧断裂，无法正常复制，要复制也是复制成断裂的双链。所以，简单地理解，PARP抑制剂是专门阻断肿瘤细胞里DNA单链修复的药物。目前，在我国获批上市的PARP抑制剂有奥拉帕利、尼拉帕利、卢卡帕利及氟唑帕利，前3种为进口药，氟唑帕利则是首个国产的PARP抑制剂。

PARP抑制剂有很多种，目前在妇科肿瘤中，不同的PRAP抑制剂的适

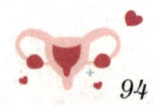

应证不同。首先，对于初治的卵巢癌患者化疗后的维持治疗，如果携带了 BRCA 基因突变，可以选用奥拉帕利单药、尼拉帕利单药或贝伐珠单抗联合奥拉帕利；如果是 HRD 阳性（HRR 通路上存在缺陷）的患者，可选用尼拉帕利单药或贝伐珠单抗联合奥拉帕利；HRD 阴性的那部分患者，尼拉帕利单药也是有指征的。其次，对于卵巢癌复发的患者，如果携带 BRCA 基因突变，奥拉帕利单药或尼拉帕利单药均可以使用；对于铂类敏感且 HRD 阳性的患者，可使用尼拉帕利单药；无论基因状态如何，只要对铂类药物敏感，再次含铂化疗达到缓解后，仍可以使用奥拉帕利单药、尼拉帕利单药来维持。卢卡帕利、氟唑帕利适用于 BRCA 突变、既往接受过二线化疗方案的患者。

三、使用 PARP 抑制剂应注意什么？

在使用 PARP 抑制剂时，很多患者及家属都会过来询问服用药物期间有哪些方面需要注意，比如服药时间、用药多久及相关食物忌口、合并用药问题等。以下简单梳理一下使用 PARP 抑制剂时需要注意的事项。

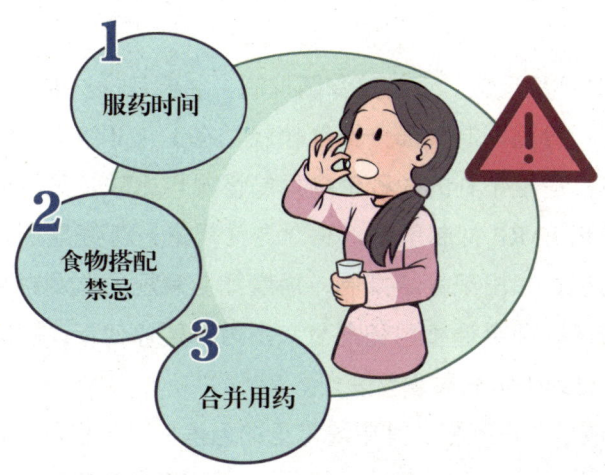

（1）服药时间。目前上市的几种 PARP 抑制剂，包括奥拉帕利、尼拉帕利及卢卡帕利，均可在空腹或进餐时服用。患者如果出现呕吐或漏服，不应额外给药，而是按计划时间正常服用下一剂。

（2）食物搭配禁忌。PARP 抑制剂不能与某些含 CYP3A 抑制剂成分的食物同时服用，如西柚、杨桃、橙子，以及这些水果做的果汁，还有卷心菜、甘蓝、洋葱等。这些含有抑制 CYP3A 酶的食物可导致 PARP 抑制剂无法正常分解和代谢，从而降低药物的疗效。也有研究表明，高脂肪饮食可能影响奥拉帕利的吸收。

（3）合并用药：一些含有 CYP3A 诱导剂的药物可诱导 CYP3A 酶的产生，导致 PARP 抑制剂快速分解而被代谢掉，缩短了 PARP 抑制剂发挥疗效的持续时间，进而影响疗效。这类药物包括精神类药物（如苯妥英钠）及抗结核药物（如利福平）等。另外，一些含 CYP3A 抑制剂的药物会降低药物的作用，如抗菌药物，包括酮康唑、伏立康唑、红霉素等。

四、PARP 抑制剂有哪些不良反应？

PARP 抑制剂的使用为大部分卵巢癌患者带来了希望，手术 + 化疗 + PARP 抑制剂的维持治疗模式可以降低卵巢癌患者的复发率。复发后的卵巢癌患者同样有机会再次使用 PARP 抑制剂，使很多患者可以免去化疗，同时延长生存期。PARP 抑制剂的使用贯穿卵巢癌治疗的全程，虽然疗效显著，但也有不良反应。

（1）血液学不良反应。也就是骨髓抑制，主要包括贫血、血小板减少或中性粒细胞减少。骨髓抑制大部分程度较轻，在Ⅰ~Ⅱ级之间，也有Ⅲ级以上的情况。其中，尼拉帕利的 3 种骨髓抑制情况均比较常见，而奥拉帕利主要为贫血。在使用 PARP 抑制剂前，需对血常规进行基线监测，开始治疗后需每周检测血常规，如出现骨髓抑制，需增加血常规的监测频率。根据骨髓抑制的等级，临床医师会调整用药剂量，严重时暂停使用，同时对症治疗，直至不良反应恢复到Ⅰ级后再重新使用。

（2）非血液学不良反应。其中最常见的为消化道不良反应，主要发生在用药后 2 个月，表现为恶心、呕吐、便秘、腹泻等消化道不适，一般不需要减量或停药。还有一些人表现为头痛、乏力等全身症状，可通过休息、减压等自行缓解。值得一提的是，尼拉帕利还有心血管系统毒性，主要表现为高血压。如果患者合并高血压，使用尼拉帕利前需充分控制血压，用药期间定期监测，必要时调整用药剂量或采用降压药控制。

总体来说，PARP 抑制剂不良反应轻，患者可耐受，但仍需严格监控，及时处理，只有合理的管控才能使患者从 PARP 抑制剂长期维持治疗中获益。

第六节　免疫治疗

一、什么是 PD-1/PD-L1 相关免疫治疗？

随着美国前总统卡特使用 PD-1 抗体治疗黑色素瘤达到痊愈后，免疫治疗逐渐进入大众的视野，并且被广泛应用于不同瘤种的治疗中。人们不禁好奇，究竟是什么样的治疗，可以与手术、放疗、化疗和靶向治疗并肩成为抗肿瘤治疗的重要方法之一。

免疫治疗是通过激活人体免疫系统，依靠人体自身免疫功能杀伤肿瘤细胞的治疗手段，包括免疫药物治疗（如 PD-1/PD-L1 抑制剂等）和免疫细胞治疗（如 CAR-T 治疗等）。那么，什么是 PD-1/PD-L1 相关免疫治疗呢？

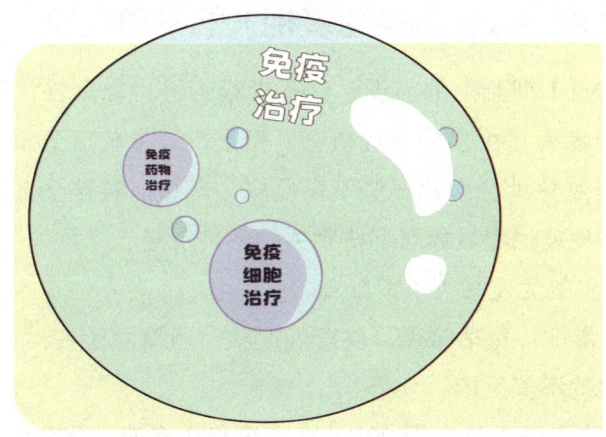

PD-1 是表达在 T 淋巴细胞表面的分子，而 PD-L1 是分布在肿瘤细胞上，同时也在一些自身免疫细胞（如 DC 细胞、单核巨噬细胞等）上表达的抑制

性分子，PD-L1 与 PD-1 特异性地结合，可使 T 淋巴细胞无法正常履行自身识别、杀伤肿瘤细胞的功能，这样肿瘤细胞就逃过了免疫系统的监控，肆意生长。临床上，通过 PD-1/PD-L1 抑制剂阻断这种特异性结合，重新恢复 T 淋巴细胞的"警察"角色，发挥其识别并杀伤肿瘤细胞的重要功能。

并不是所有人都适合免疫治疗，PD-1/PD-L1 相关的免疫治疗通常在肿瘤细胞表面 PD-L1 表达阳性的条件下才能发挥作用。同样，对于 MSI-H/dMMR 或 TMB-H 这部分肿瘤患者，由于大量新抗原的出现，同样可以提高 PD-1/PD-L1 抑制剂所增强的 T 淋巴细胞的免疫应答反应，所以这部分患者也可以从 PD-1/PD-L1 相关的免疫治疗中获益。

在妇科肿瘤中，免疫治疗有一定的应用，但由于其效果并不能与传统的手术、放疗、化疗及靶向治疗媲美，故暂不能取代它们在初始治疗或者复发和转移后一线治疗中的地位，仅用于晚期一线治疗失败的患者。但要同时检测是否存在 PD-L1 阳性、MSI-H/dMMR 或 TMB-H 等特定生物标志物，如果检测结果为阴性，也不建议使用 PD-1/PD-L1 抑制剂。2021 年 10 月 14 日，美国 FDA 批准帕博利珠单抗与化疗联合，用于晚期宫颈癌的一线治疗。

T 细胞表面的 PD-1 受体被肿瘤细胞表面的 PD-L1 占据，使 T 细胞不能发挥杀死肿瘤细胞的细胞毒作用。

二、免疫治疗有哪些免疫相关的不良反应？

PD-1/PD-L1 抑制剂的出现，让不少难治性、复杂性、无常规治疗方案的妇科肿瘤患者有了更多的治疗机会，但是，"是药三分毒"，这类免疫治疗药物也不可避免地会引起一些不良反应，严重时甚至会危及患者生命。下面来总结一下免疫治疗具体有哪些相关的不良反应。

（1）常见的免疫相关不良反应。

1）皮肤毒性：包括瘙痒、皮疹等症状，通常发生在治疗早期，为 PD-1 抑制剂最常见的不良反应。

2）反应性皮肤毛细血管增生症：主要发生在躯干和颜面部的皮肤，病理表现为皮肤真皮层毛细血管增生，常表现为"红痣"样。一般在首次用药后

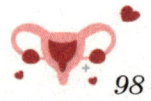

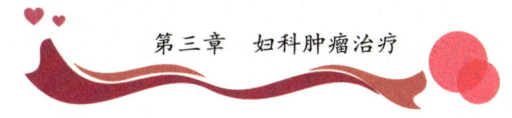

3~4个月停止增大，停用免疫治疗药物后1~2个月可自行消退。此不良反应常见于使用卡瑞利珠单抗的患者。

3）内分泌毒性：包括甲状腺功能减退、甲状腺功能亢进、垂体炎、原发性肾上腺功能减退、高血糖。开始使用PD-1抑制剂后，如出现不明原因的乏力、头晕等症状，须警惕内分泌相关不良反应。

4）肝脏毒性：主要表现为肝功能异常，生化指标提示谷丙转氨酶和（或）谷草转氨酶升高，伴或不伴有胆红素升高，患者有时出现疲乏、食欲下降、皮肤和巩膜黄染等症状或体征。

5）胰腺毒性：无急性胰腺炎相关的腹痛症状，但生化指标中淀粉酶或脂肪酶升高。

6）胃肠毒性（腹泻/结肠炎）主要表现为腹痛、腹泻、血便等症状。

7）肺毒性（肺炎）：主要表现为不明原因新出现的胸闷、气急、胸痛、咳嗽、发热或缺氧等症状。

8）骨关节与肌毒性：主要表现为乏力，有时伴有关节疼痛、肿胀，肌肉酸痛、僵硬或皮肤红疹，严重时可影响正常的生理功能。

9）输注反应：输注过程中出现发热、胸闷不适、皮疹、心悸、瘙痒、低血压等过敏反应。

（2）少见的免疫相关不良反应。

1）神经毒性：包括重症肌无力、脑炎、脊髓炎等，表现为新出现的肌肉无力、头晕呕吐、昏迷等神经症状。

2）血液毒性：贫血、血小板减少等骨髓抑制表现。

3）肾脏毒性：肾功能不全的表现，包括少尿、无尿、恶心、呕吐、水肿等症状，生化指标常伴有肌酐、尿素氮升高或电解质紊乱。

4）心脏毒性：可有乏力、心悸、气短、胸痛等表现，有潜在的致死风险。

5）眼毒性：初次出现的视力模糊、闪光、色觉改变、复视、结膜炎、眼睑炎等。

为了准确判断免疫治疗相关不良反应，通常会在免疫治疗前对患者进行基线评估，包括患者的一般情况（体格检查、有无相关基础疾病、既往史、

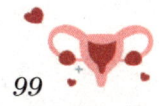

个人史等）、甲状腺功能、内分泌轴功能（垂体、肾上腺）、评估心肺功能的影像学检查（胸部CT、心电图、心脏超声、心肌酶）。基线的影像学及血液学检查十分重要，对判断免疫治疗引起的相关不良反应非常有帮助。

三、免疫治疗不良反应的分级标准及应对措施是什么？

患者在接受免疫治疗的过程中如果出现相关症状，应该及时向主治医师汇报，同时及时就诊，以便采取措施，防止症状进一步恶化或加重。

免疫相关不良反应的严重程度不同，需采取的治疗措施也不同。临床上，根据患者有无症状、症状严重程度、是否影响日常活动和自理能力、是否危及生命，将免疫治疗不良反应分为以下5级。

（1）Ⅰ级：不需要任何治疗，可继续使用原免疫治疗方案。

（2）Ⅱ级：暂停使用免疫药，局部使用糖皮质激素（皮肤毒性应短期使用强效糖皮质激素），或全身使用糖皮质激素（每日口服泼尼松0.5~1毫克/千克），待不良反应改善后再使用。

（3）Ⅲ级：需住院治疗，全身使用糖皮质激素治疗，静脉使用甲泼尼龙或口服泼尼松（每日1~2毫克/千克）。同时停用免疫药物，后续根据风险/获益比来决定是否恢复免疫治疗。

（4）Ⅳ级：需入住加强监护病房（ICU）治疗，全身使用糖皮质激素治疗，静脉使用甲泼尼龙（每日1~2毫克/千克），连续3天，症状逐步减量至每日1毫克/千克维持，后逐步减量，6周左右减量至停药。发生Ⅴ级不良反应的患者应永久停用免疫治疗。

（5）Ⅴ级：不良反应严重，导致患者死亡。

对于出现Ⅲ~Ⅳ级不良反应的患者，如果在糖皮质激素治疗3~5天后症状未能缓解，可考虑使用其他免疫抑制剂，包括TNF-α抑制剂（如英夫利昔单抗）、麦考酚酯或抗胸腺细胞球蛋白等。值得一提的是，如果发生的是甲状腺功能减退或其他内分泌毒性，不需要糖皮质激素治疗，而是推荐使用替代性激素治疗（如氢化可的松等）。

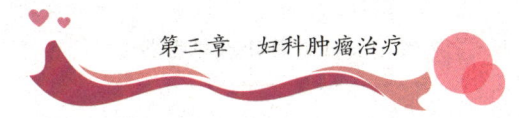

第七节　并发症的处理

一、妇科肿瘤伴有腹腔积液该如何治疗？

腹腔转移和恶性腹腔积液是晚期妇科肿瘤的常见并发症，腹膜腔是肿瘤发生种植转移的主要位置。人体正常的腹腔内液体不超过 200 毫升，主要对肠道蠕动起润滑作用，而恶性腹腔积液往往表现为大量的，甚至几千毫升的积液，可引起腹胀、食欲缺乏、胸闷、气促等症状，严重影响正常生活。腹腔积液的蛋白质含量较高，是细菌的良好培养基，加上患者的免疫功能低下，所以腹腔积液常可继发腹膜炎、腹腔感染，严重时甚至危及患者生命。恶性腹腔积液诊断的金标准是在腹腔积液中查找到癌细胞。

目前治疗恶性腹腔积液的方法并不多，临床上通常有以下几种治疗方法。

首先，针对原发肿瘤的治疗是最根本的。系统的全身治疗（包括静脉化疗、联合靶向治疗或免疫治疗）不仅可降低原发肿瘤的负荷，对腹腔转移瘤也有一定的控制作用。

其次，腹腔转移性肿瘤的局部治疗也有"锦上添花"的作用。手术（如卵巢减灭术）、局部腹腔内化疗、腹腔热灌注化疗等联合全身治疗，可以较好地缓解恶性腹腔积液的症状，让患者获益。

最后，减少腹腔积液、缓解症状是主要目的。如腹腔积液量不大，可暂时使用利尿剂对症治疗，通过增加尿量的排出来减少腹腔积液量。最好同时使用保钾及排钾利尿剂以避免电解质紊乱。利尿剂最好间断使用，以免影响效果。在使用利尿剂期间，务必定期监测钾、钠，及时纠正异常。如果腹腔积液量大，症状严重，出现明显腹胀、恶心、呕吐、进食困难、呼吸不畅、无法平卧等并发症时，可考虑给予腹腔穿刺引流，通过直接引流出腹腔积液来迅速缓解症状。在引流腹腔积液的同时，最好加强口服营养液，同时给予静脉补充清蛋白，这样可以增加血管内的渗透压，减少腹腔积液的进一步生成。

二、放置腹腔引流管需要注意什么？

如果妇科肿瘤患者出现大量恶性腹腔积液，并且因大量腹腔积液引起一系列症状时，放置腹腔引流管是非常重要的方法。

晚期妇科肿瘤患者腹腔积液产生的速度会越来越快，腹痛、腹胀加重，严重影响患者的生活质量。缓解症状、提高生活质量是患者及家属的共同心声，但到底该如何给患者放腹腔积液呢？应该具体情况具体分析。

目前腹腔穿刺放腹腔积液的适应证主要有：腹壁膨胀被牵拉引起不适及胀痛；腹腔积液挤压膈肌上抬引起呼吸困难；腹腔积液引起胃部受压，出现恶心、呕吐及消化不良。这些情况下需要通过减少腹腔积液量来缓解患者的症状。但是，腹腔积液不能放得过多、过快，因为腹腔压力的迅速下降会导致血管内外的液体压力差增加，血管内的液体又渗出至腹腔内，不仅容易引起血容量不足、血压下降，还会加速腹腔积液的生成。

腹腔引流管的放置毕竟是有创操作，引流管连接无菌的腹腔和有菌的体外，容易引起细菌感染，放置引流管后每2~3天需对局部引流管及周围皮肤进行消毒，每周更换引流袋。如引流管不小心脱出，切勿自行将管子再次置入体内。如发现引流管皮肤处有红肿、化脓、渗液、恶臭，或出现发热等不适，应及时到医院就诊，排除局部感染，必要时拔除引流管。

三、什么是腹腔热灌注化疗？

晚期妇科肿瘤引起腹腔积液的特点与消化道肿瘤相似，在消化道肿瘤引起的腹膜腔转移中，腹腔热灌注化疗是治疗腹腔内肿瘤的重要手段，特别是对恶性腹腔积液的控制有很大的帮助。在妇科肿瘤的治疗中，腹腔热灌注化疗主要用于晚期卵巢癌，其能明显改善卵巢癌患者的预后，在伴有腹腔积液或播散性腹膜腔转移的宫颈癌、子宫内膜癌患者的治疗中也有报道。

腹腔热灌注化疗的主要作用机制：①通过正常组织和肿瘤细胞可耐受的

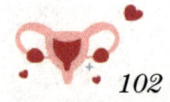

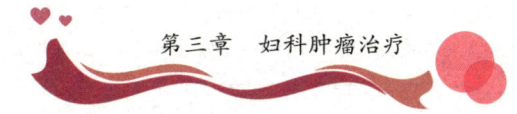

温度差，找出合适的温度，通过热效应可做到"杀敌而不自损"；②高温导致肿瘤细胞膜及血管通透性改变，可增加肿瘤细胞中化疗药物的渗透浓度；③腹腔局部给药可增加腹腔病灶局部药物浓度，增加局部抗肿瘤疗效，与静脉化疗产生协同效应；④热灌注过程中的液体流动产生的剪切力可直接冲刷并杀死肿瘤细胞；⑤热效应诱发抗肿瘤效应及干扰肿瘤代谢，作用于增生活跃的细胞，导致肿瘤细胞蛋白质变性并杀死肿瘤细胞；⑥体外实验发现热效应可逆转肿瘤细胞对化疗药物（主要为铂类药物）的耐药性，提高抗肿瘤效应。

铂类药物是目前妇科肿瘤治疗中最常用的腹腔化疗药物，其中顺铂使用最广泛，不良反应可控。卡铂及奥沙利铂与糖水配伍可改变药效，加上奥沙利铂的神经毒性及出血风险，使用时需谨慎。紫杉醇类药物是除铂类以外的另一类常用药物，其腹腔给药的毒性小于静脉给药，安全且有效性高。

腹腔热灌注化疗需在专业机构，由肿瘤专科医师进行评估，严格根据其适应证及禁忌证，规范化应用，在保证安全的前提下，最大限度地解决妇科肿瘤的腹腔转移问题。

四、患者出现下肢水肿的原因有哪些？如何处理？

妇科肿瘤患者经常出现下肢水肿，水肿严重的时候甚至难以行走，严重影响患者的生活质量。为什么会出现下肢水肿呢？主要有以下几类原因。

（1）下肢淋巴水肿。妇科肿瘤治疗后下肢淋巴结水肿发生率约为25%，最常见的原因是区域性淋巴结切除术，术后盆腔及腹股沟区域的放疗导致局部组织纤维化和瘢痕形成，使淋巴循环进一步受阻。妇科肿瘤治疗后患者应定期随访，开展淋巴水肿相关教育，做到早期诊断，及时治疗。

1）重在预防：①良好的生活方式可提高机体抵抗力，尽量不要泡温泉、洗桑拿等；②佩戴弹力袜（推荐3级弹力袜），有意识地预防性地进行手法淋巴引流；③禁止在淋巴管破坏侧或淋巴管手术的患肢进行输液治疗，做好日常患肢皮肤的护理。

2）及时治疗：①早、中期可以通过保守治疗促进淋巴回流，减少淋巴

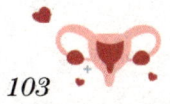

积聚和皮肤纤维化的发生。目前疗效最为确切的治疗方法是手法引流综合消肿治疗，建议最好在专科医院或淋巴水肿专科开展，由妇科肿瘤医师或淋巴水肿治疗师进行。②药物治疗，包括抗感染治疗改善局部炎症或中药外敷。③保守治疗失败的中晚期下肢淋巴水肿患者，可由外科医师评估后，选择不同的手术方式来恢复正常的淋巴引流，切除异常的皮肤组织。

（2）下肢静脉血栓。通俗来讲，就是下肢的静脉里长了血栓，导致下肢静脉回流不畅，进而引起下肢水肿。以下因素均可增加下肢静脉血栓的发生风险：①肿瘤患者的血液呈高凝状态；②肿瘤细胞本身释放一些激素、类激素样因子导致凝血功能异常；③患者身上留置的深静脉导管导致静脉内壁损伤；④长期卧床。

如发现双下肢不对称性水肿，并伴有患肢疼痛、皮肤瘀青，需警惕下肢深静脉血栓的可能。下肢静脉血栓脱落引起肺栓塞时可危及生命。一旦怀疑下肢静脉血栓，应及早行双下肢的静脉超声明确诊断，在排除出血及其他禁忌后，尽早使用抗凝治疗，如低分子量肝素、利伐沙班、华法林等，抗凝治疗时程＞6个月。

（3）低蛋白血症。正常人体中，血管内液体不断从毛细血管滤出到组织间隙成为组织液，组织液又不断从毛细血管回吸收至血管里，两者保持动态平衡，因此组织间隙无过多的液体积聚。但是如果组织液的生成大于回收，会产生水肿。如果血管内血清蛋白减少，导致血浆胶体渗透压降低，就会引起双下肢水肿。由低蛋白引起的水肿多为双侧对称性水肿。临床上，首先建议患者加强营养，包括进食优质蛋白质及口服营养液，必要时额外补充人血白蛋白以改善水肿。

五、出现了肠梗阻该如何应对？

妇科肿瘤患者如果出现恶心、呕吐、腹痛、腹胀及排便困难或停止排气和排便的症状时，应警惕肠梗阻的可能，经影像学检查（如腹部立卧位、消化道碘水造影等）确认是否存在肠梗阻。妇科肿瘤相关的肠梗阻有多种可能的原因，一方面是患者本身疾病较严重，肿瘤病灶本身或者腹盆腔转移灶导

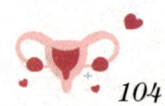

致肠道管腔狭窄、阻塞，造成梗阻。这种梗阻往往表现为多处粘连或狭窄。另一方面也有可能是其他原因，如盆腔手术后的肠道粘连、局部放疗引起的组织纤维化。还有一些药物导致的便秘，如化疗常用的止吐药（5-羟色胺受体拮抗剂）、疼痛使用的吗啡类药物，严重时也可引起肠梗阻。

如果发生肠梗阻，该如何治疗呢？通常可采用内科治疗和外科治疗。

内科治疗手段：①禁食、禁水：减少呕吐的发生，减轻肠道负担；②胃肠减压：放置胃管负压吸出胃肠道的液体和气体，减轻肠道的扩张，减少细菌或毒素入血造成的感染；③抑酸、抑酶：抑制胃酸分泌，减少胰液、肠液分泌，有助于缓解肠梗阻的症状，临床上常用药物有质子泵抑制剂（如兰索拉唑、奥美拉唑等）、生长抑素类药物（如善宁等）；④营养支持：加强静脉营养以保证身体能量的供应；⑤必要时使用抗生素：肠道屏障功能减弱，菌群失调，加之肿瘤患者免疫力低下，容易发生感染，必要时根据患者的情况给予抗感染治疗。

外科治疗可通过置入支架撑开梗阻部位，或通过改道手术绕过梗阻部位，或直接切除梗阻肠道等方式联通上下肠腔，改善或解除肠梗阻。如果患者既往有手术史、多处梗阻、腹腔积液或肿瘤进展或体能状态差等，则不适合手术。

肠梗阻患者经常伴有恶心、呕吐、腹痛等症状，所以在肠梗阻的治疗中，止吐、镇痛治疗也必不可少。

六、得了妇科肿瘤会痛吗？需要忍痛吗？

癌症疼痛是指肿瘤相关性病变及抗癌治疗所致的疼痛，通常为慢性疼痛，是一种令人不快的感觉和情绪上的感受，伴随着现存的或潜在的组织损伤。它是一种主观感受，并且受环境及情感的影响。疼痛产生的原因比较复杂，大致可归纳为下列4类。

（1）肿瘤相关性疼痛。肿瘤局部生长或远处转移直接压迫、浸润、破坏及梗阻引起的疼痛。

（2）肿瘤治疗相关性疼痛。手术治疗、化疗、放疗、分子靶向治疗、免

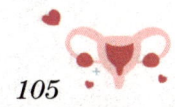

疫治疗和介入治疗等抗肿瘤治疗导致的疼痛。例如，放疗所致的周围神经损伤或化疗引起的黏膜炎疼痛、手术创伤所致的疼痛等。

（3）与上述均无关的疼痛。肿瘤患者其他合并症、并发症及社会心理因素等非肿瘤因素导致的疼痛。晚期肿瘤患者常出现的便秘、压疮、带状疱疹等并发症，均可能引起疼痛。部分患者因合并痛风、关节炎或强直性脊柱炎等非癌症因素所致的疼痛。

（4）其他。患者痛苦的经历及不良的精神心理因素均可加重疼痛。

妇科肿瘤一旦侵犯、压迫周围组织和神经，出现肠梗阻、大量腹腔积液等并发症，就可能会导致疼痛。晚期肿瘤患者的疼痛发生率较高，其中 1/3 的患者为重度疼痛。疼痛会严重影响患者的生活质量，如果得不到缓解，患者将感到极度不适，并会引起或加重焦虑、抑郁、乏力、失眠和食欲减退等症状，严重影响患者日常活动、自理能力、交往能力等。

及早、充分、持续且有效地控制疼痛是肿瘤患者的基本权益，也是临床医师迫切需要为患者解决的问题。作为患者，应及早、客观地告知医师自身的疼痛程度，完全不需要忍痛。作为临床医师，也会遵循止痛治疗原则，合理、个体化应用镇痛药，尽力、尽快缓解患者疼痛，尽量让患者免受肿瘤带来的疼痛之苦。

七、什么是癌痛的"三阶梯"止痛原则？

目前，针对癌症疼痛的治疗方法可以概括为病因治疗、药物治疗和非药物治疗。病因治疗，顾名思义，就是抗肿瘤治疗。在临床实践中，除了病因治疗，药物治疗也是极其重要的。世界卫生组织（WHO）在癌症疼痛"三阶梯"止痛治疗指南中指出，其治疗的 5 项基本原则如下。

（1）口服给药。口服简单、安全，易于调整剂量，不易产生依赖性，是目前最常用的给药途径。

（2）按阶梯用药。根据患者的疼痛程度，有针对性地选用不同性质、不同强度的镇痛药物。第一阶梯（轻度疼痛）可选用非甾体抗炎药和对乙酰氨基酚；第二阶梯（中度疼痛）可选用弱阿片类药物，并可联合非甾体类抗炎药或对乙酰氨基酚及辅助镇痛药物，比如抗惊厥类药物、抗抑郁类药物、糖皮质激素等；第三阶梯（重度疼痛）首选强阿片类药物，并可合用非甾体抗

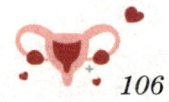

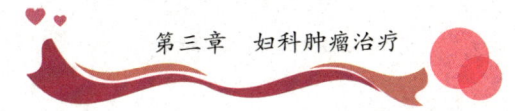

炎药或对乙酰氨基酚及辅助镇痛药物。基于第二阶梯弱阿片类药物的镇痛效果无明显优势，且存在"天花板"效应，容易耐药，目前临床上已经用低剂量的第三阶梯药物替代第二阶梯弱阿片类药物。

（3）按时用药。按照规定的时间规律地给予镇痛药物，有助于维持稳定、有效的血药浓度。

（4）个体化给药。根据患者的具体病情和个体差异，选择合适的药物、剂量和给药方式，使其疼痛得到充分缓解。

（5）注意具体细节。对使用止痛药物的患者，密切观察其疼痛缓解程度和机体反应情况，关注药物联合应用的相互作用和配伍禁忌，尽量在有效止痛的同时减少药物的不良反应。

合理应用止痛药物，不仅能有效缓解癌症疼痛，还能尽量避免患者对止痛药物成瘾，减少药物不良反应，提高患者的生活质量。

"非药物止痛法"可应用于轻度疼痛。

（1）体表止痛法。通过刺激疼痛部位周围的皮肤或相对应的健侧皮肤达到止痛的目的。刺激方法可采用按摩、涂清凉止痛药等，也可采用各种温度的刺激，或用65℃的热水袋放在湿毛巾上做局部热敷，每次20分钟。

（2）注意力转移止痛法。可根据患者的喜好，放一些快节奏的音乐，让患者边欣赏音乐边随节奏做拍手动作；或让患者看一些笑话、幽默小说，听一段相声取乐。还可以让患者坐在舒适的椅子上，闭上双眼，回想自己的童年趣事，或者想自己愿意想的任何事，每次15分钟，一般在进食后2小时进行，事后闭目静坐2分钟，达到转移注意力的目的。

（3）放松止痛法。全身放松可有轻快感，肌肉松弛可阻断疼痛反应。让患者闭上双眼，做叹气、打哈欠等动作，随后屈髋屈膝平卧，放松腹肌、背肌，缓慢做腹式呼吸；或让患者在幽静的环境里闭目进行慢而深的吸气与呼气，使清新空气进入肺内。

八、阿片类药物常见的不良反应有哪些？会成瘾吗？

阿片类药物是治疗癌痛的核心药物，其中包括曲马多等弱阿片类药物及吗啡、羟考酮、芬太尼等强阿片类药物，其镇痛效果远优于非甾体抗炎药。在大家的印象中，阿片类药物"容易成瘾，危害健康"，所以很多患者非常

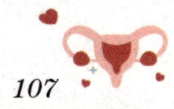

抗拒使用阿片类药物。那么，这类药物到底有什么不良反应，会不会成瘾呢？

阿片类药物的不良反应很多，如便秘、恶心、呕吐、嗜睡、头晕、尿潴留、呼吸抑制等。但是只要足够重视并积极预防和处理这些不良反应，就可以在疗效和不良反应之间达到平衡，让患者获益最大。像恶心、呕吐、头晕等不适症状，往往只在开始使用药物的前几天出现，通常2~3天后就会耐受，一般在用药前行止吐等预处理，大部分患者不容易出现这些反应。便秘是阿片类药物最常见且不可耐受的不良反应，通过足量饮水，适量运动，调节饮食结构，口服合适剂量的泻药，养成规律排便的习惯，就可以防止便秘。如果便秘严重，可以采取灌肠剂或缓泻直肠栓剂等；如果便秘持续无好转，并且严重影响正常生活，就应该及时就医，调整用药。

阿片类药物最严重的不良反应是呼吸抑制，通常表现为针尖样瞳孔，呼吸次数减少，嗜睡甚至昏迷，皮肤湿冷，有时可出现心动过缓和低血压等。虽然呼吸抑制发生率低，但如果出现，应立即到最近的医院治疗。

总的来说，阿片类药物可缓解绝大部分患者的癌痛，且不良反应可控。只要根据治疗原则，合理应用药物，治疗适当，依赖及成瘾现象是极少出现的。

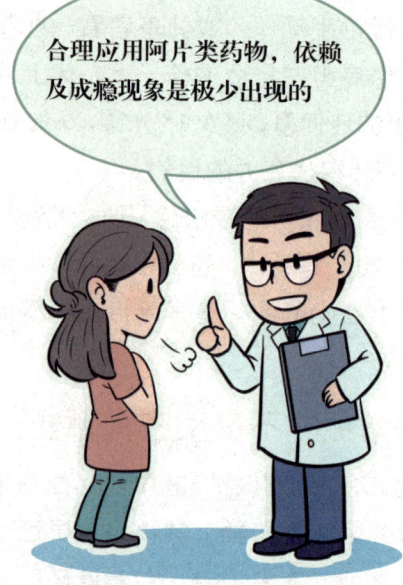

合理应用阿片类药物，依赖及成瘾现象是极少出现的

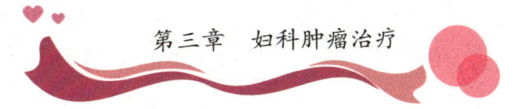

九、如何运用中医药治疗妇科肿瘤并发症？

手术及放化疗是治疗妇科恶性肿瘤最常用的方法，但在治疗过程中常引起一些并发症，给患者带来很大的痛苦，严重影响患者的生活质量。中医药治疗手段丰富多样，不仅有中药内服法，也有中药外治法，还有针灸、推拿等疗法，具有不良反应小、安全性高、能有效缓解症状及改善患者生活质量等特点。下面介绍2种常见的妇科肿瘤并发症的中医药特色治疗方法。

（1）下肢淋巴水肿。下肢淋巴水肿是妇科恶性肿瘤治疗后常见的并发症之一，表现为下肢肿胀，病变处皮肤增厚、变硬，其发病机制可能为盆腔淋巴结切除术、盆腔及腹股沟区域放疗造成淋巴通路的破坏，引起淋巴液回流不畅，导致淋巴液在组织间隙蓄积，不能及时回收，出现组织肿胀。中医认为，下肢淋巴水肿属"水气病"范畴，主要病机为手术、放疗造成脉络损伤，瘀血内生，血不利则为水，血积日久，也能化为痰水，阻碍气机运行，痹阻经脉。

中医药治则：①中药口服。中医辨证多从"虚""瘀""痰""水湿"等角度考虑，采用益气、活血逐瘀、化痰散结、利水祛湿的药物治疗，以达到疏通经脉的目的。②中药外治。原理与中药口服相同，只是给药途径不同，运用中药熏蒸、中药敷贴等外治法，通过皮肤、经络、穴位对药物的吸收，使药力直达病所。③针刺疗法。用针刺激相应穴位，促进下肢循环。选用足三里、三阴交、阴陵泉、血海、太冲、阿是穴等具有行气利水、活血通络作用的穴位，能够有效缓解肢体水肿及疼痛的症状。④推拿按摩。采用一指禅法、指摩法和指推法等手法，沿着足三阴经的运行方向由远心端向近心端按摩，与淋巴液回流方向一致，刺激经络、腧穴以达到疏通经络、缓解下肢水肿的目的。

（2）绝经综合征。手术、放疗和化疗在治疗妇科肿瘤时常常导致卵巢功能丧失或减退，导致人体内雌激素水平下降，出现一系列自主神经功能紊乱及精神心理症状，如潮热汗出、心悸、失眠、情绪易激惹、骨痛等，称为"绝经综合征"，对患者的生活质量造成一定的影响。

中医药治则：①中药口服。中医认为本病病机主要以肾阴虚为主，阴水不足则阳火相对亢盛，治疗上以补肾填精、解郁泻火为主，同时结合肿瘤特点，辅以化痰、活血等。常用的药物包括百合、地黄、栀子、豆豉、淮小麦、郁金等，

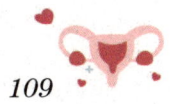

使机体内环境重新达到阴阳相对平衡的状态。②外治疗法。包括体针、头针、电针、耳穴压豆、穴位敷贴等疗法，具有缓解症状、提高生活质量的作用。取穴常选用肝经、肾经、任脉穴位，以达到培元固本、调理冲任之功效。

第八节　复发的处理

一、出现什么症状需警惕肿瘤复发？

患者在经历了妇科肿瘤的根治治疗后，最不愿意也最害怕面临的就是肿瘤复发，医师也会再三强调，一定要定期随访，发现相关症状及时就诊，尽早治疗，才能更好地控制肿瘤。

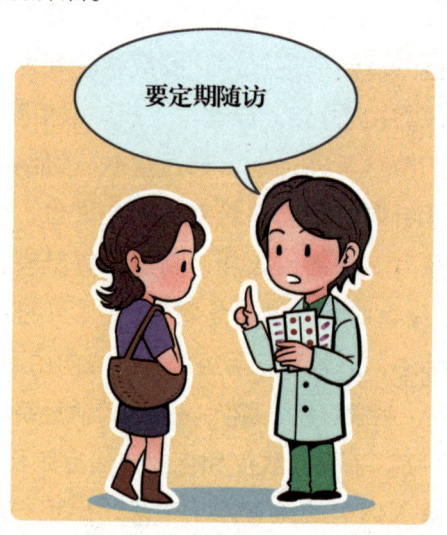

妇科肿瘤的复发大部分出现在 2~3 年内，不同复发、转移部位出现的症状不尽相同。出现局部复发或者阴道转移，通常表现为阴道异常出血和排液；如复发部位在盆壁或者子宫旁，表现为下腹部坠痛，常常可放射至腰骶部，或患侧下肢水肿、疼痛等；如出现腹胀、腹痛等不适，需警惕腹盆腔广泛转移引起的大量腹腔积液；出现咳嗽、胸闷、胸痛等呼吸系统症状，需警惕肿

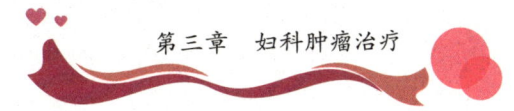

瘤是否已转移至肺部；出现血尿或血便，需警惕肿瘤是否出现了膀胱或直肠转移；妇科肿瘤转移到骨，可出现骨痛、酸胀等不适，有些患者还可出现病理性骨折；一旦出现脑转移，患者可表现为头晕、头痛、恶心、呕吐，甚至昏迷。不仅如此，出现消瘦、乏力、食欲缺乏等全身症状，还需考虑是否有肿瘤复发的可能。

过了复发的高峰期，也不代表肿瘤就不会卷土重来，一旦出现肿瘤复发的症状，应尽早回医院复查，包括妇科检查、常规生化、肿瘤标志物及相关的影像学检查。如果明确复发或转移了，切勿自暴自弃，应调整心态，听从医师的建议，他们会根据患者实际情况，制订最合适的治疗方案，包括针对肿瘤的病因治疗，以及针对并发症的对症治疗或姑息治疗。

二、CA125 升高是不是卵巢癌复发了？

很多卵巢癌患者在随访复查时发现肿瘤标志物 CA125 升高，担心是不是复发了，又纠结是否要再次进行治疗。下面就来说说 CA125。

CA125 是卵巢癌最常用的肿瘤标志物，它对卵巢癌的诊断、疗效评估及是否复发均有重要意义。健康妇女的 CA125 水平基本正常，数值 ≤ 35 单位/毫升，而 80% 以上的卵巢癌患者有 CA125 升高，可以说 CA125 的变化趋势常常反映卵巢癌的病情变化。那么，CA125 升高就是复发了吗？

其实，CA125 升高要分 3 种情况来看：①如果患者无临床症状，妇科检查及影像学检查均没发现复发的迹象，仅仅是 CA125 升高，这个时候叫"生化复发"。生化复发的卵巢癌患者不建议进行化疗，因为立即开始治疗并不能使患者获益，建议暂时推迟治疗时间，密切监测 CA125，直到临床上出现复发的症状，或参加临床试验。② CA125 多次检查升高，且呈进行性，这时复发的可能性很大，临床上需进行相关检查，希望能找出复发病灶的客观证据。③患者 CA125 升高，同时经妇科检查、查体及影像学检查等也发现了复发病灶，就是真正复发了。出现②和③的情况，临床上会根据患者既往有无化疗、化疗方案及化疗结束后多久复发进行相应的治疗。

所以，在随访中看到 CA125 升高不必惊慌，这不是治疗的指征，只有在临床上发现病灶、诊断复发时才需要进行治疗。

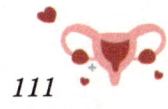

第四章
随访和生活指南

第一节　随访与复查
第二节　生活指南

第一节 随访与复查

一、妇科肿瘤手术治疗后该如何随访？包括哪些项目？

妇科肿瘤患者在完成手术或放化疗等治疗后，需定期随访，因为随访可观察患者治疗后身体恢复情况，更早地发现肿瘤是否复发，并及时给予治疗。另外，如果患者在恢复过程中出现异常情况，也能及时进行处理。

复查内容包括妇科检查（特别是双合诊及三合诊检查）、妇科盆腔彩超，还应定期行肝、胆、胰、脾、肾超声检查及胸片等，必要时行CT、MRI等检查及其他某些特殊检查（如PET-CT等），还要依据具体肿瘤类型进行相关的必要检查。以下为妇科常见的三大恶性肿瘤的随访相关内容。

（1）宫颈癌：完成治疗后2年内每3~6个月复查1次，3~5年内每6~12个月复查1次，第6年开始每年复查1次。高风险子宫颈癌患者（如合并免疫功能缺陷者）推荐在完成治疗后2年内每3个月复查1次，3~5年内每6个月复查1次。内容：妇科检查、阴道脱落细胞学检查、高危型HPV检查、阴道镜检查、B超、CT、MRI、血常规、肝肾功能及鳞状细胞癌抗原（SCC）等。

（2）子宫内膜癌：治疗后1~3年内每3个月复查1次；治疗后定期随访，术后2~3年内每3~6个月随访1次，3年后每6~12个月随访1次，5年后每年随访1次。内容：盆腔检查、阴道脱落细胞学检查、B超、血常规、肝肾功能、血清CA125检查，并根据不同情况，选用CT、MRI等。

（3）卵巢恶性肿瘤：治疗后1年内每3个月复查1次；第2~4年，每4~6个月1次；第5年后，每年1次，但有异常症状或有腹腔积液或盆腹腔肿块时随时就诊。内容：询问病史、体格检查、妇科检查、血清肿瘤标志物（CA125、CEA、AFP等）、血常规、血生化、盆腹腔B超或CT或MRI等。

各种肿瘤治疗后一定要重视随访，坚持早诊断、早治疗，病灶越小、症

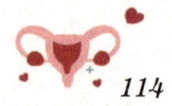

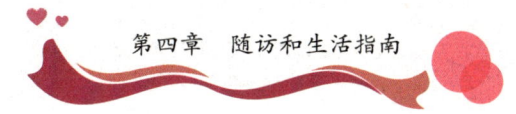

状越轻，再治疗的疗效就越好。

二、妇科肿瘤放疗或化疗后多久进行复查？项目有哪些？

妇科肿瘤放化疗后的随访非常重要，可及时、早期发现复发和转移，并及时治疗。

宫颈癌随访能及早发现复发宫颈癌部位。宫颈癌根治性放射治疗后，患者没有任何症状时，2年内每3个月随访1次；如2年没发现复发迹象，2~5年内每6个月随访1次；如5年内没有复发，复发概率非常低，5年后，每年1次终身随访。治疗后坚持正常随访，可预防阴道感染、阴道狭窄，及时发现放射性膀胱炎、直肠炎，并及时处理，可提高生活质量。随访内容包括全身体格检查、妇科检查、SCC、细胞角蛋白等肿瘤标志物检测和子宫颈或阴道残端细胞学、人乳头瘤病毒检查。根据症状、体征，怀疑复发时可进行相关实验室、影像学检查，如血常规、血尿素氮、肌酐等。根据检查结果，必要时行阴道镜检查及活体组织病理学检查、胸片、胸部CT、盆腔MRI、超声、全身浅表淋巴结超声检查。

子宫内膜癌复发常出现在治疗后3年内，在治疗结束后2~3年内，每3~6个月复查1次，之后每半年复查1次，5年后每年复查1次。随访内容包括有无阴道出血、血尿、食欲减退、腹胀等症状；妇科检查及全身浅表淋巴结检查；肿瘤标志物（CA125、HE4）；腹盆部的B超、胸腹盆增强CT或MRI，必要时行PET-CT检查。对于无症状的患者，不推荐常规进行阴道细胞学检查，尤其是近期接受过阴道近距离放射治疗的患者。

卵巢癌随访间隔较宫颈癌和子宫内膜癌频繁，第1~2年内，每2~4个月复查1次；第3~5年，每4~6个月复查1次；5年后，每半年至1年复查1次。随访内容包括有无腹胀、梗阻、少尿等症状，并进行体检；常规生化、血常规及肿瘤标志物（CA125、HE4及初诊时升高的指标）；胸、腹、盆腔CT或MRI或PET-CT检查。

已经复发、转移的晚期妇科肿瘤患者在进行全身治疗后，一般每2~3个周期复查血常规、生化指标、肿瘤标志物及相关影像学检查，根据检查结果进行评估。

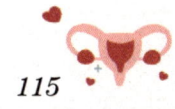

第二节 生活指南

一、妇科肿瘤根治后还能过性生活吗?

很多妇科肿瘤患者在疾病的阴影下,无法正常过夫妻生活。有些担心肿瘤会"传染"给丈夫,有些害怕性生活会加速疾病的复发和转移等,种种顾虑使患者压抑本能,羞于或不愿和爱人进行正常的性生活。那么,妇科肿瘤根治后的患者,能否有性生活呢?答案是肯定的,而且还鼓励患者在身体恢复后定期过夫妻生活。

妇科肿瘤涉及特殊的器官,一些宫颈癌患者可因手术导致阴道长度变短,或者因放疗导致阴道组织纤维化,造成性生活困难或性生活感受差,可采用一些辅助手段来减轻这种不适感;一些年轻的卵巢癌患者因为病情需要不得不切除双侧卵巢,或因为化疗导致激素分泌减少,给性生活造成了一定困难,可在医师的建议下进行激素替代治疗予以改善;有些患者由于激素紊乱造成阴道干涩,可借助润滑剂减轻性生活时的疼痛。

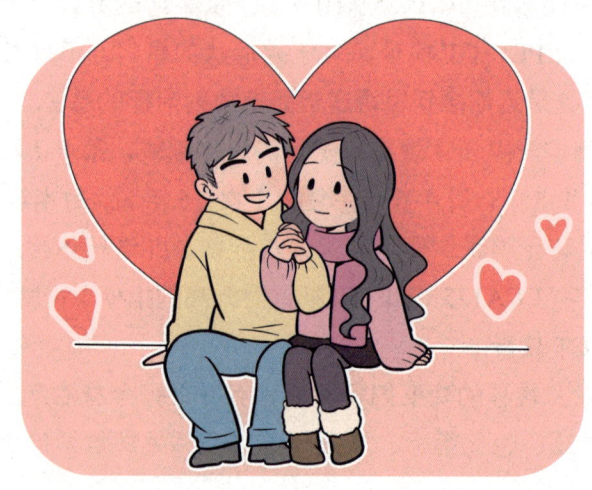

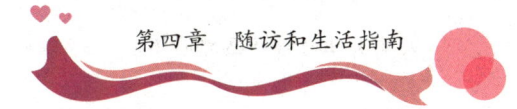

肿瘤是不会通过性生活直接传染给性伴侣的,也不会因为性生活而出现复发和转移。但是如果患者已经感染了HPV,有可能通过性生活的方式将HPV传染给性伴侣,在这种情况下,可以通过戴避孕套来避免相互传染。

作为患者,不要因为自己得了肿瘤就拒绝夫妻生活,也不要因为手术后的瘢痕而产生自卑心理,调整好心态,早日回归正常生活。妇科肿瘤根治的目的不仅是要长期存活,更是要有质量地生活。

二、放疗和化疗对年轻女性生育功能有影响吗?

随着恶性肿瘤发病逐渐年轻化,越来越多的年轻女性患者有保留卵巢或生育功能的需要。虽然目前宫颈癌保留卵巢或保留生育功能的手术已经逐渐普及,但是术后需要接受辅助放化疗的患者比比皆是,而放化疗在一定程度上会对卵巢功能产生抑制,从而影响生育功能。

妇科肿瘤(宫颈癌及子宫体癌)患者常常会接受盆腔放疗,对于未接受子宫切除手术的患者,放射线可以直接损伤子宫、卵巢功能,长期的放射线照射会引起子宫伸缩性变差、血管脆性增加、子宫内膜受损;放射线可使卵巢窦卵泡丧失、间质纤维化及玻璃样变、血管硬化等。放疗的效果与放射剂量、患者年龄及照射治疗范围有关。大剂量放疗甚至可导致子宫和卵巢功能完全丧失,继而引起不孕,造成生育功能的永久性损伤。研究发现,卵巢中的卵母细胞对放射线非常敏感,卵巢受到<2戈瑞的放射量时,约有一半的原始卵泡遭到破坏,受到≥6戈瑞的放射剂量时,几乎会导致所有大于40岁的女性卵巢功能丧失。此外,引起卵巢功能丧失和不孕的放射剂量会随年龄的增加而递减,这可能与患者年龄越小时,卵泡数量越多、卵巢血运越丰富、抵抗射线损害的能力越强有关。

化疗药物对生殖细胞也有显著的杀伤和致畸作用。通常来说,卵巢生殖细胞被化疗药物毒性破坏后则无法再生,因此,化疗造成的损伤通常是不可逆的,最终会导致年轻患者发生卵巢功能障碍。患者体内激素水平与患者年龄、药物种类、用药剂量及用药时间等因素密切相关。

三、保护卵巢及生育功能的措施有哪些？

临床上对于想保留卵巢或生育功能的妇科肿瘤患者有什么特殊的管理方式，是否有保护生育功能的方法呢？

（1）外科手术卵巢高位悬吊。在手术过程中通过将无病变累及的正常卵巢悬吊在盆腔高位（放疗照射区域外），可在一定程度上避免术后放疗对卵巢功能的损伤。

（2）卵巢功能保护剂。主要包括促性腺激素释放激素激动剂。这是一种人工合成的多肽药物，临床上常用的药物包括戈舍瑞林、亮丙瑞林、曲普瑞林等。初次使用该类药物时，可以短暂刺激人体释放促性腺激素，进而刺激卵巢激素的分泌；持续应用后会消耗促性腺激素释放，导致促性腺激素水平大幅度下降，引起卵巢功能抑制。因此，建议在放化疗前2周给药，以后与放化疗同步使用，以抑制卵巢功能，减少放化疗对卵巢功能的进一步损害。

（3）未受精卵母细胞的低温保存或胚胎冻存。是目前最成熟的保护生育功能的方法。通过超促排卵获取卵母细胞进行体外受精后冷冻胚胎。这2种方法均需在化疗前行促排卵治疗，因此有延误疾病治疗的风险，尤其是对激素敏感的妇科恶性肿瘤，可能会因体内激素水平升高而增加恶性肿瘤的复发风险。仅适用于已婚女性，不适合青春期前和未婚育女性。

（4）细胞凋亡抑制剂。细胞凋亡抑制剂可以减少化疗引起的卵巢功能损伤。鞘氨醇-1-磷酸（S1P）是一种细胞凋亡抑制剂，目前仅在动物实验阶段表明该抑制剂在化疗期间可保护卵巢功能，但进一步应用仍需要更多的临床研究。

（5）卵巢组织冻存和移植。是一种运用低温生物学原理冷冻保存卵巢组织以保护生育功能的方式。其优点为无须等待。一般患者应具有良好的卵巢功能储备，适用于所有需要保育的患者（推荐年龄≤35岁），包括青春期前的女孩。目前对于冻存时机并没有统一的标准，一般推荐用于原发疾病缓解后。

（6）其他。目前有研究发现，细胞保护剂、抗氧化剂（如维生素C、维生素E等）对卵巢有保护作用，但进一步应用仍需更多的临床研究。

目前，临床上可用以下指标评估卵巢功能。

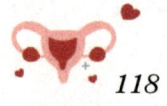

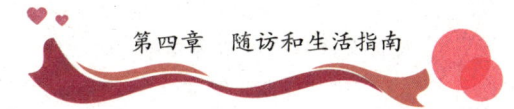

第四章 随访和生活指南

（1）抗米勒管激素（AMH）。临床常用基础性激素评价患者的卵巢功能，一般在月经来潮后的第3~5天进行抽血测定。可反映发育中的卵泡池和原始卵泡池的大小，是代表卵泡池数量和质量的重要指标。

（2）窦卵泡计数（AFC）。AFC或许是目前评估卵巢储备功能的最佳指标。超声是观察和计数窦卵泡的最好方式，但受限于目前的超声技术，不是所有窦卵泡都可以被超声探查到。可在月经周期的任何时间进行，最好在早卵泡期进行检测。

四、患者需要忌口吗？

食物忌口一直是患者非常关心的问题，肿瘤患者饮食的总原则是均衡搭配、种类多样化，从而保证全面、充足的营养。但也提倡适当忌口。中医认为，食物和中药一样，都有寒、热、温、凉及酸、苦、甘、辛、咸等明确的"四气五味"特性，从四气来说，寒凉食物大多具有清热、泻火、解毒等作用，温热食物大多具有温中、助阳、散寒等作用；从五味来说，辛味具有发散、行气、行血等作用，甘味具有滋补、和中、缓急止痛等作用，苦味具有清热泻火、燥湿等作用，酸味具有收敛、固涩等作用，咸味具有软坚、散结、泻下等作用。每种食物都有一定的"气"和"味"，"气"和"味"的综合作用决定了食物的性能。

患者忌口应注意以下2个原则：

（1）"忌口"需要辨证，要因人而异，即要根据患者的体质、治疗所处的阶段、肿瘤的种类等来综合加以确定。比如化疗期间常见到痰湿证，放疗期间常见到阴伤热毒证，卵巢癌常见到痰湿证及血瘀证等，不同的辨证需要忌食不同的食物。因此，根据辨证结果，若患者属于热证，则需要忌食温热性质的食物，如羊肉、桂圆、辣椒、生姜、芒果等；若属于寒证，需要忌食生冷寒凉的食物，如没有煮熟的食物、冷饮、螃蟹等；若属于湿证、痰证，除了忌食生冷寒凉食物之外，还要忌食甘甜、油腻的食物，如果汁、甜品、肥肉等；属于气滞证、血瘀证，则需要忌食壅塞气机、酸涩的食物，如芡实、莲子、乌梅等。

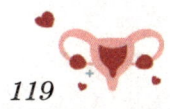

119

（2）癌症本身及癌症治疗常导致患者脾胃功能减弱，出现消化、吸收功能障碍，因此，应忌食辛辣刺激、油炸、生冷、油腻、黏滞难消化的食物，时刻注意保护自己的胃气。

五、灵芝孢子粉、冬虫夏草等补品能不能吃？

中医认为，正气虚是肿瘤发生的重要因素，手术、放疗、化疗等攻伐治疗会进一步加重机体正气的损伤，因此扶正培本是中医治疗肿瘤的重要原则之一，而生活中适当的进补有助于患者提高自身免疫力，扶正以抗癌。

灵芝孢子粉、冬虫夏草等属于名贵中药补品，虽然很多研究表明它们有增强机体免疫力及抗肿瘤等作用，但它们的本质都是中药，而每味中药都有一定的适应证，并不是万能的和人人适用的。比如灵芝味甘，性平，归心、肺、肝、肾经，具有补气安神、止咳平喘的功效，适合失眠、心悸、咳喘痰多、术后体虚的患者，但患者外感或癌毒较盛时不适合使用；冬虫夏草味甘、性平，归肺、肾经，具有补肾益肺、止血化痰的功效，适合肺肾两虚的患者，但热性体质的患者不建议食用。

因此，肿瘤患者进补时应该注意以下几点：

（1）是药三分毒，药补不如食补。日常生活中，应将饮食放在第一位，丰富合理的饮食可以满足人体所需的全部营养。

（2）进补要循序渐进，需要掌握好补品的服用量及服用时间，不要过量服用。肿瘤患者的胃肠功能较弱，消化、吸收功能下降，过量进食补品会增加肠胃负担，反而有损健康。

（3）要辨证施补，在经验丰富的中医师的指导下进行，根据疾病气血阴阳属性的不同及脏腑病位的不同而选用不同的中药补品，如气虚的宜选用人参、太子参、西洋参、黄芪、灵芝等补气药材，阴虚的宜选用铁皮石斛、枸杞子、银耳等滋阴药材，阳虚的宜选用温阳药材，血虚的宜选用阿胶、红枣等养血药材。此外，不要一味地追求购买名贵的补品，要量力而行，补品也不是越贵越好，中药材中有很多价廉的药品也有相同的作用，可以取而代之。

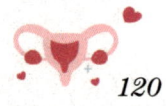

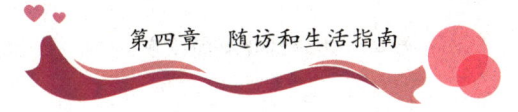

六、患者可以吃海鲜及牛、羊肉等"发物"吗？

说到忌口，讨论最多的就是"发物"是否需要忌食。"发物"从古至今在民间广为流传，一般是指能够引起旧疾复发或现有疾病加重的食物，多是根据人们的生活经验总结而来的。

中医向来重视食物与疾病的关系，讲究疾病的饮食禁忌。关于因饮食不慎导致疾病反复的问题，早在《黄帝内经》里就有记载，如"热病少愈，食肉则复"，意思是热性病稍微好转，进食肉类就会复发。以后逐渐引申出"发物"的概念，并被历代中医重视，但没有医家专门对"发物"提出明确的定义及指明发物所涵盖的食物种类。明代《普济方》最早记载了"发物"一词，"忌发物"的字样多出现在疾病治疗的饮食禁忌中。生活中到底哪些食物属于发物，没有统一的看法，但古籍文献中列举的"发物"种类多达70种，基本涵盖了日常生活中人们常吃的食物。需要忌食"发物"的疾病以外科疮疡病和皮肤病为主，进食"发物"后常见的不良反应包括动风、助火热邪毒、壅气滞气、助寒凉、助痰生痰、助湿生湿等。由此可见，中医所谓的"发物"是比较复杂的，需要理性看待，并针对不同情况进行判断，不能一概而论，比如牛羊肉性属温热，对虚损的人有很好的补益作用，但牛羊肉多食容易积热生火，对于热毒炽盛型肿瘤患者来说就属于"发物"，需要忌食。

现代医学多认为"发物"类似于过敏原，因为最容易被老百姓当成发物的牛、羊肉等高蛋白质食物，以及虾、蟹等海产生物对人体来说属于异体蛋白质，人体进食后容易出现发热、皮疹、腹痛、腹泻、恶心、呕吐等变态反应，引起患者机体进一步虚衰，继而可能导致疾病的复发或加重。因此，对于此类食物过敏的患者应该忌食。

总之，肿瘤患者需要补充营养来增加机体的免疫力，积极的营养支持，能使患者生存获益，千万不要因为畏惧所谓的"发物"而盲目过度忌口，避免不能摄入足够的营养，导致免疫力下降。如果确实担心某些食物是发物，最好在有经验的中医师的指导下进行科学"忌口"。

妇科肿瘤患者的饮食搭配要注意均衡的原则，需要特别关注每餐食谱中

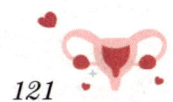

是否都包含了适量的糖类（如米饭、面条、馒头、面包等）、适量的蛋白质类（如鱼、牛肉、猪肉、鸡蛋等）和适量的维生素类（如蔬菜、水果等），不可以这一餐仅有糖类，而另一餐仅有蛋白质类。

七、放疗、化疗期间饮食需要注意哪些？

妇科肿瘤患者在放疗、化疗期间往往食欲较差，基本上达不到正常饮食的标准，由于放化疗本身会对正常组织细胞造成一定损伤，因此，一旦营养缺乏，必然会导致身体免疫力下降，无法耐受进一步的治疗。营养不良带给患者的，并不只有体重下降的问题，长期营养不良会导致患者出现一系列包括骨骼肌持续丢失、代谢紊乱、常规营养支持无效、抗癌治疗无效或被迫停止治疗、器官衰竭甚至死亡等严重后果。那么，对于这类患者的饮食应当如何管理呢？具体营养建议如下。

首先，要保证蛋白质的合理摄入。蛋白质是生命的基础物质之一，人体中每一个细胞的生命活动几乎都需要蛋白质的参与。如果人体蛋白质摄入减少或缺失，会引起自身抵抗力减弱，从而无法有效抵御疾病。那么，日常生活中的蛋白质主要来源于哪些食物呢？最常见的含有大量蛋白质的食物主要包括肉、蛋、奶、禽、鱼、虾及大豆制品等。中国人三餐中常见的主食米和面等谷物中也有不少蛋白质。一般来说，动物来源的蛋白质属于优质蛋白质。由于放化疗患者常常会出现血细胞（如白细胞、中性粒细胞、红细胞等）因抗肿瘤治疗而减少，甚至缺失的情况，因此治疗期间应合理摄入优质蛋白质，以增强机体的免疫和防御功能。

其次，糖类是参与人体组织修复的重要物质，主要为人体提供生命活动所需的能量，保证细胞正常生长。日常生活中糖类可细分为糖类（单糖、双糖和多糖）、淀粉和纤维，主要来源于饮食中的主食和蔬果，如米、面、土豆、玉米等。食物中不能被消化的糖类，归于"膳食纤维"或"不可用糖类"。膳食纤维是植物结构的主要成分，常见于水果、蔬菜、粗粮谷物、坚果等食物中，可改善肠道功能，通便防便秘，建立正常的肠道微生态，对身体的免疫和正常生理活动都有积极的影响。

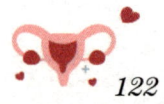

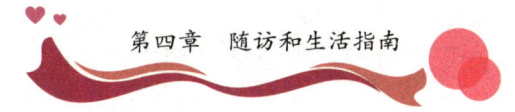

脂肪也是人体合成代谢和供能的主要物质之一。脂肪可以简单地分为饱和脂肪酸和不饱和脂肪酸，对于接受治疗的肿瘤患者，推荐多摄入不饱和脂肪酸。其主要来源于植物、水产品及橄榄油、玉米油等，一些坚果中也含有丰富的不饱和脂肪酸。

对于正在接受盆腔和腹腔放疗的患者，一般来说，并不推荐摄入过多含大量纤维的蔬菜、水果。主要是因为盆腔和腹腔放疗时，肠道受到射线的照射，使肠道蠕动受到影响，过度摄入高纤维食物容易出现消化不良，甚至腹泻等症状。"大鱼大肉"甚至"过补"也不适合正在治疗的肿瘤患者，营养过剩只会加重患者的身体负担，不利于身体恢复。如果出现某些消化道不适的症状，如腹痛、腹泻、便秘等，可以适当地补充一些肠道益生菌，因为肠道受照射时会导致肠道菌群失调，外源性补充合适的益生菌可以帮助稳固治疗期间的消化功能及免疫功能。

来自美国纪念斯隆－凯特琳癌症中心（MSKCC）的临床营养师，对抗癌治疗期间患者饮食的建议为：患者全天可以考虑吃6顿小餐，而不是普通的3餐（即少食多餐）；患者应随身携带优质小食（如坚果和果仁类），随时随地补充营养；家中应常备各类"易制作"的食物，如披萨、冷冻食品等，可以即热即食。

八、中医对妇科肿瘤患者有哪些养生调护建议？

肿瘤患者生活中应该如何养生呢？早在《黄帝内经》中就记载着养生智慧，即"法于阴阳，和于术数，食饮有节，起居有常，不妄作劳，故能形与神俱，而尽终其天年，度百岁乃去"，以及"恬淡虚无，真气从之；精神内守，病安从来"。以下针对每一个要点进行简单介绍。

（1）法于阴阳。这是一个总的原则，意思是效法大自然，遵守自然规律，如根据"春生、夏长、秋收、冬藏"的特点，以"春夏养阳、秋冬养阴"作为养生原则，顺应四时变化来调整饮食、起居及情志等。

（2）和于术数。术数指的是传统养生的功法，比如五禽戏、太极拳、易筋经、八段锦等，都具有强筋健骨、修身养性的作用。

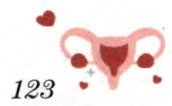

（3）食饮有节。饮食要有节制，三餐要规律，要按时进食，不要吃得过饱等。

（4）起居有常。对于一天的起居，古人是"日出而作、日落而息"，现代生活环境虽不同，但也要做到规律作息，不要熬夜。对于四季的起居，春夏时节要适当晚睡早起，使阳气得到宣发、疏散；秋季要早睡早起，慢慢将向外宣散的阳气收敛起来；冬天要早睡晚起，一定要等到天亮再起床，尽量不要扰动阳气。

（5）不妄作劳。不要过度劳累，以免耗伤精气。这个"劳"包括3层意思，即劳力（体力活动）、劳心（脑力活动）、房劳（房事），要劳逸适度。

（6）恬淡虚无，精神内守。内心要平和，情绪不要有太大的起伏，不要思虑过多、闷闷不乐，也不要急躁易怒。

九、肿瘤患者能参加工作或体育运动吗？

很多肿瘤患者认为自己得了肿瘤就得了"不治之症"，再加上长时间与肿瘤抗争，身体虚弱、抵抗力差，不得不把工作辞了，也不敢参加体育锻炼。那么，肿瘤患者到底能不能参加工作或进行体育运动呢？

肿瘤患者能否参加工作或体育运动，需根据肿瘤的分期、目前所进行的治疗、患者的耐受性和一般情况来评估和决定。

如果是早期患者，所进行的是根治性的治疗方式（如根治性手术、根治性放化疗），治疗结束后只需定期随访，那么可以在治疗结束后充分休息，待身体恢复后重返工作岗位，并且可以进行适当的体育运动，因为重新回到工作岗位有助于患者重新融入正常生活、重拾信心；参加体育锻炼不仅可以改善心、肺和消化功能，增强体质，提高免疫力，还有助于睡眠，缓解紧张和焦虑情绪，保持身心健康。

如果患者确诊肿瘤时已经是中晚期，无法接受根治性的治疗手段，需要长期、间断地进行抗肿瘤治疗，就需要患者有很好的体力及充分的休息来与肿瘤"赛跑"，也要随时面临抗肿瘤治疗带来的不良反应，此时并不适合重新投入工作，应以治疗为重中之重。当然，适当的、轻度的体育运动还是有

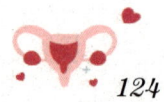

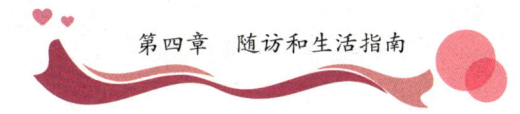

第四章 随访和生活指南

必要的，如慢走、打太极拳、做操等，不仅可以促进血液循环、降低患者血栓发生的风险，还有助于调节身心，使患者有更好的状态去面对抗肿瘤的相关治疗。

十、肿瘤患者如何调整焦虑和抑郁等负面情绪？

正常人在日常生活中难免会有焦虑、抑郁的时候，身患肿瘤的人比正常人承受的更多，不仅要对抗来自身体疾病带来的痛苦，还会因疾病产生巨大的心理落差和心态转变，在这种身心俱疲的状态下更容易产生焦虑、抑郁的情绪，甚至会想到放弃生命。如何调节这些负面情绪对肿瘤患者十分重要。

（1）调整心态，活在当下。既然已经是无法更改的事实，就不必后悔昨天，更不能对将来失望，努力调整心态，勇于活在当下，只有把当下过好了，才是对生命的尊重。

（2）适时发泄，舒缓压力。当抑郁、焦虑的情绪慢慢积攒无法宣泄时，总有一天自己会崩溃，只有像气球一样，慢慢放气，适时释放，才能维持好的状态。学会向家人、朋友，甚至是病友适当倾诉，听听舒缓、抒情的音乐放松自己，多接触大自然，体验自然的美好，有助于情绪的释放、压力的舒缓，也更有助于病情的稳定。

（3）适当锻炼，保持健康。体育锻炼不仅可以调节情绪，还可以增强抵抗力，有助于对抗肿瘤。适当锻炼对肿瘤患者来说尤为重要，它可以从身体和心理两方面进行改善，从而抚平焦虑，改善抑郁，控制不安和恐惧。

（4）融入社会，重拾信心。人活在这个世界上其实是活在社会中，曾经与家人、同事共同努力，一起奋斗，那种日子虽然繁忙，但也充实，虽然辛苦，但有回报。我们需要和社会上的人沟通、交流，如果在疾病允许的情况下，可以回归工作岗位，参加喜欢的活动，融入集体，融入社会。

十一、家人应如何配合患者的治疗和康复？

如果说医院是患者和肿瘤这场战争的前线，那么家庭就是后方的保障力量，它在这场战争中扮演的角色十分重要。那么，家人应如何配合患者的治疗和康复呢？

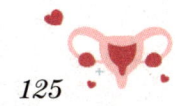

（1）正视现实，共同承担。当患者被确诊时，家人应该清晰地认识到，这不仅仅是患者一个人的战斗，而是一家人的战斗，家人的情绪和心态会直接影响患者，家人积极负责的态度会给患者带来极大的治疗信心，家人的包容和耐心也会对患者的康复带来正面积极的影响，只有大家风雨同舟、同甘共苦，才能共同抗击肿瘤。

（2）学会倾听，及时疏导。患者在治疗的过程中不免会产生抑郁、焦虑、悲观的情绪，也会因疾病及治疗相关不良反应带来的痛苦而感到害怕和无奈，这时家属应充分感同身受，最大限度地分担患者的痛苦，给予患者温暖和安全感，从言语和实际行动上给患者安慰，为患者排忧解难。

（3）多点陪伴，少点抱怨。大部分患者由于自身疾病及治疗的原因，可能无法重返原先的工作岗位，大部分治疗间隙都在休养恢复，不免会感受到寂寞无聊，家属应多陪伴，在体力状况允许的情况下陪同患者一起适量运动，一起亲近大自然，一起分享有意义的事情。如果患者体力状况差，无法正常生活，家属更要细致、周到地照顾，切忌因为事情烦琐且费时间而抱怨。

总之，家属要设身处地为患者着想，感同身受地为患者分忧，这样患者才能战胜肿瘤。

参考文献

［1］ 郭岳峰，郭歌．妇科病中西医诊治实战速查［M］．北京：中国医药科技出版社，2023．

［2］ 赵龙军，卢潭敏，李凤立．妇科肿瘤临床手册［M］．上海：上海交通大学出版社，2023．

［3］ 张艳．常见妇科疾病治疗进展［M］．汕头：汕头大学出版社，2022．

［4］ 向阳，谭先杰．协和名医说妇科肿瘤［M］．北京：中国妇女出版社，2022．

［5］ 杨佳欣，沈铿．妇科恶性生殖细胞肿瘤［M］．北京：中国协和医科大学出版社，2022．

［6］ 赵春杰．告别妇科病［M］．北京：华龄出版社，2021．

［7］ 吴小华．中国肿瘤整合诊治指南（CACA）妇科肿瘤（子宫内膜癌、子宫肉瘤）2022［M］．天津：天津科学技术出版社，2022．

［8］ 王捷，唐丽琴，邢燕．宫颈癌放化疗100问［M］．成都：四川科学技术出版社，2023．

［9］ 孔为民．北京妇产医院医生说宫颈癌［M］．北京：中国人口出版社，2022．

［10］ 吴令英．应对卵巢癌专家谈［M］．2版．北京：中国协和医科大学出版社，2024．

［11］ （日）加藤友康．子宫癌及卵巢癌防治超图解［M］．孟宇乐，译．北京：中国纺织出版社，2023．

［12］ 陈雪琴，宋佳怡．女性卵巢保护科普100问［M］．杭州：浙江大学出版社，2023．

［13］ 张丹．女性生殖健康［M］．杭州：浙江大学出版社，2022．

［14］ 崔晓萍，王景龙．女性生殖健康百问百答［M］．西安：西安交通大学出版社，2022．

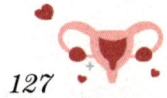